L'ASSISTANCE MÉDICALE

CHEZ LES ROMAINS.

Ce mémoire a été lu à l'Académie des Inscriptions et Belles-Lettres, dans les séances des 18, 23 et 30 décembre 1868.

Il a été en outre, par décision de la même Académie, inséré au tome VIIIe du recueil de ses Mémoires des savants étrangers.

Angers. — Imp. P. Lachèse, Belleuvre et Dolbeau

L'ASSISTANCE

MÉDICALE

CHEZ LES ROMAINS

PAR

LE Dr RENÉ BRIAU

Bibliothécaire de l'Académie impériale de médecine.

PARIS

VICTOR MASSON ET FILS

PLACE DE L'ÉCOLE-DE-MÉDECINE

1869

Ce mémoire a été lu à l'Académie des inscriptions et belles lettres dans les séances des 18, 23 et 30 décembre

L'ASSISTANCE MÉDICALE

CHEZ LES ROMAINS

INTRODUCTION

L'histoire de la médecine proprement dite, c'est-à-dire l'exposition et l'enchaînement des doctrines médicales en même temps que la Biographie des hommes qui les ont créées, agrandies ou commentées, n'est plus une histoire à faire. De nombreux et savants écrivains s'y sont appliqués avec succès, et, dans des ouvrages connus de tous et d'un facile accès, ont fait connaître pour ainsi dire siècle par siècle tous les développements de la science, de sorte qu'il ne reste guère maintenant que quelques glanes à recueillir dans ce domaine partout fouillé et à peu près épuisé. Il reste bien sans doute quelques points de détail à rectifier ou à éclaircir; quelques faits à redresser ou à ajouter. Il reste surtout à rattacher la médecine grecque à son aïeule la médecine indienne, et à retrouver les liens de leur filiation. Ce travail s'accomplira lorsque les matériaux qui font encore aujourd'hui défaut auront été retrouvés et réunis, et lorsque les ouvrages médicaux écrits en langue sanscrite auront été traduits et commentés par des médecins versés dans la connaissance de cet ancien idiome. Mais, je le répète, à part cette lacune, nous avons peu de chose à désirer en ce qui concerne l'histoire de la doctrine.

Au contraire ; l'histoire de la profession médicale, je veux dire la position du médecin dans la société, le rôle qu'il y joue, la place qui lui est faite, les relations qu'il s'y crée, les rapports qu'il doit entretenir avec les administrations et les particuliers, tous ces détails de la vie du médecin pratiquant son art, voilà une histoire tout entière à faire et dont personne ne semble avoir eu l'idée. Travail curieux pourtant et intéressant, qui se rattache de tous côtés à l'histoire générale des mœurs et des habitudes de la vie privée et publique ; mais œuvre difficile à conduire jusqu'au bout, parce que les éléments n'en ont point été recueillis.

J'ai entrepris d'écrire l'histoire de la profession médicale chez les Romains ; et dans la poursuite de ce travail, j'ai rencontré quelques parties qui peuvent sans inconvénient être détachées de l'ensemble et faire l'objet de publications spéciales. Déjà j'ai fait connaître dans un mémoire imprimé (1) une section particulière de cette histoire : celle qui a trait à l'organisation de la médecine militaire et à la situation des médecins dans les armées romaines. Aujourd'hui je me propose d'étudier une nouvelle section, appartenant cette fois à la

(1) *Du service de santé militaire chez les Romains.* — Paris, Victor Masson et fils, 1866, in-8°.

médecine civile. Elle m'a paru offrir un intérêt plus grand encore que la première ; non-seulement parce que son étude révèle des faits peu connus et un développement professionnel qui n'était pas même soupçonné ; mais aussi parce qu'elle se rattache beaucoup plus intimement à l'histoire générale de la société romaine. Elle fait connaître quelques détails d'organisation sociale, qui, si je ne m'abuse, donnent à cette société un aspect et un côté de physionomie à peine entrevus par les historiens.

On comprend aisément, en effet, que les gens riches ou simplement dans l'aisance, aient pu avoir facilement des médecins à leur disposition ; mais on ne voit pas tout d'abord comment les prolétaires vivant au jour le jour de leur travail, pouvaient être secourus dans leurs maladies.

J'intitule ce livre : *L'assistance médicale chez les Romains ;* non point qu'il s'agisse ici d'assimiler en quoi que ce soit les secours médicaux donnés aux pauvres de l'antiquité, à la grande administration appelée, aujourd'hui : *Assistance publique* ; mais parce que j'ai à traiter des moyens mis en usage dans le monde romain, pour que les pauvres, les artisans et les malheureux de toutes classes, libres ou esclaves, fussent pourvus de soins médicaux dans leurs maladies. J'ai dû rechercher en effet à quelle initiative individuelle ou collective, et à quels artifices sociaux ces nécessiteux étaient redevables des secours qu'ils recevaient en cas de maladies puisque, chez les Romains, l'assistance médicale s'exerçait tout entière en dehors de l'action gouvernementale.

Je n'ai point à nommer les auteurs qui m'auraient précédé dans la voie que je me propose de parcourir et qui auraient laissé quelques écrits sur le même sujet ; je n'en ai découvert aucun et j'ai lieu de penser que je suis le premier à explorer ce filon historique.

CHAPITRE PREMIER

COUP D'ŒIL SUR LA PROFESSION MÉDICALE A ROME.

Tout le monde sait que dans la société romaine on n'avait d'estime et de considération que pour la richesse et le pouvoir. La pauvreté et le travail y étaient l'objet du mépris universel. Il n'y existait d'ailleurs aucun respect de la vie humaine et, pour ainsi dire, aucune compassion affective de ses souffrances et de ses misères. Il est donc facile de comprendre que ni l'État, ni les particuliers n'avaient l'idée de ce qu'on appelle aujourd'hui l'*assistance publique* et les fondations charitables ou même simplement philanthropiques. Il ne pouvait pas non plus y être question de médecine gratuite, c'est-à-dire de soins donnés gratuitement par les médecins, comme cela a lieu universellement aujourd'hui, tout médecin regardant comme un devoir professionnel de venir, sans rétribution aucune, traiter les pauvres dans leurs maladies. Il est évident que le peuple qui faisait périr pour son plaisir des milliers de créatures humaines dans d'atroces spectacles, ne pouvait avoir le sentiment de la vraie philanthropie bien développé. A plus forte raison était-il complétement étranger à celui de la charité dont le nom même, au sens que nous lui donnons, n'existait pas dans sa langue (1).

Cependant, je m'empresse de le dire tout d'abord ; par suite de certaines combinaisons sociales naturelles, les esclaves, les artisans, les prolétaires, les mercenaires, en un mot les travailleurs de toutes sortes, pouvaient être secourus dans leurs maladies, et en fait l'étaient réellement, à l'aide de moyens que je me propose de faire connaître dans la suite de ce travail. La médecine pratique est un besoin social de première nécessité ; et quel qu'ait été le mépris plus affecté que réel peut-être, des Romains pour la profession médicale, ils n'ont pu s'en passer néanmoins à aucun degré. Si leur dédain fut de longue durée, si même il ne se dissipa jamais entièrement, il est cependant démontré qu'il alla en diminuant et que la personne des médecins était souvent recherchée et attirée dans l'amitié et la familiarité des grandes maisons (2). Il arriva même un moment où les médecins semblèrent jouir d'une véritable considération publique, puisque l'on vit quelques-uns d'entre eux s'élever aux premières charges de l'État. Telle fut, entre autres, la fortune du médecin Vindicianus qui devint proconsul d'Afrique (3) et du médecin Ausonius, père du poète de Bordeaux, qui fut préfet d'Illyrie.

(1) Le mot *caritas* n'a, dans les auteurs payens, que deux significations qui ont passé dans la langue française : 1° *rareté, cherté* d'une chose ; 2° *chérir, caresse*. Il avait les deux sens du mot français *cher* : cher, cherté et cher, chérir. — Voyez le lexique de Facciolati, édit. de Leipsik.

(2) « Quare et medico et præceptori plus quiddam debeo, nec adversus illos mercede defungor ? Quia ex medico ac præceptore in amicum transeunt, et nos non arte quam vendunt obligant, sed benigna et familiari voluntate. » — Sénèque, *De Beneficiis*, VI, 16.

(3) Saint Augustin, *Confessions*, IV, 3 et VII, 6.

C'est qu'en effet lorsque le développement d'une société est arrivé à une certaine grandeur, il s'y révèle des nécessités impérieuses qu'il n'est plus possible de ne pas satisfaire, et les secours de la médecine dans les maladies individuelles, comme ceux de l'hygiène dans les maladies générales, épidémies ou endémies, sont de cet ordre-là. Aussi, dans la société romaine, s'il est vrai de dire que la médecine continua d'être mise au nombre des professions roturières et basses, il n'est pas moins positif que le médecin dut être introduit partout, dans les palais comme dans les ateliers, et jusque dans les chambrées d'esclaves; et toutefois, ainsi que le dit Sénèque, il y venait en qualité de médecin, et on le recevait comme un ami. L'intérêt personnel, d'ailleurs, exigeait l'intervention incessante de cette profession nécessaire.

Vers le commencement du dix-huitième siècle, il s'éleva en Angleterre une ardente discussion sur la condition des médecins dans l'Empire romain. Le signal en fut donné par Connyers Middleton, qui soutint dans une dissertation publiée en 1726 (1), que les médecins romains étaient dans une condition servile et ignoble. Cette assertion fut vivement combattue dans des écrits successivement publiés et qui, à leur tour, furent réfutés par d'autres. La discussion se prolongea pendant plusieurs années avec vivacité, et donna lieu à de nombreux mémoires dont quelques-uns nous sont restés (2).

(1) Connyers Middleton, *De medicorum apud veteres romanos degentium conditione*. Cantabrigiæ, 1726, in-4°.

(2) Ad viri reverendi Connier. Middletoni, *Dissertationem responsio*. Londini, 1727, in-8°. — *De medicorum conditione*, *animadversio brevis*. Londini, 1727, in-8°, etc., etc.

Toutefois, il est permis d'affirmer que malgré le savoir et l'ardeur de ceux qui prirent part à cette lutte, la question, objet du débat, resta ce qu'elle était auparavant, et reçut peu de lumières de toutes ces publications trop passionnées. Sans vouloir rentrer dans cette discussion, je demande la permission de présenter les considérations suivantes, qui me semblent propres à l'éclaircir.

Pendant plusieurs siècles, les Romains n'ayant point de rapports fréquents et suivis avec la Grèce et les autres pays en possession d'une civilisation plus ou moins avancée, vivant en outre à la campagne et cultivant la terre de leurs mains, n'offraient point de ressources suffisantes à la profession médicale libre, qui n'aurait pas pu fournir à ceux qui l'auraient exercée dans ces conditions les moyens d'une existence aisée. C'est donc par la médecine domestique, pratiquée sans sortir de l'intérieur de la maison, que débuta l'exercice de l'art; et les premiers médecins à Rome furent évidemment des esclaves. Or, cet état d'esclavage n'était nullement de nature à donner de la considération à ceux qui pratiquaient ainsi l'art de guérir.

Plus tard, et si l'on en croit Pline le naturaliste, ce fut en l'an de Rome 535, Archagathus quitta le Péloponèse pour venir se fixer à Rome. Mais Archagathus était étranger, et quoiqu'il eût d'abord obtenu le droit de cité et qu'on lui eût acheté aux frais du Trésor une boutique où il exerçait sa profession dans le carrefour Acilius (1), il fut cependant bientôt après chassé et obligé de quitter la ville. Depuis cette époque, les écri-

(1) «Eique jus Quiritium datum et tabernam in compito Acilio emptam ob id publice », etc. — Pline, *Hist. nat.*, lib. XXIX, cap. VI.

vains anciens signalent de temps en temps la présence à Rome de médecins étrangers libres; leur nombre y augmente même progressivement; mais on voit très-rarement parmi eux des noms de citoyens d'origine romaine, et, même sous l'Empire, c'est une assez rare exception que de trouver des Latins se livrant à l'exercice de la médecine. Par conséquent il est permis d'affirmer que la profession médicale n'a véritablement eu pour représentants chez les Romains que des esclaves, des affranchis ou des étrangers.

C'est à cette situation abjecte, vile ou infime aux yeux des Romains, qu'il est naturel et légitime d'attribuer le mépris général de ce peuple pour la profession médicale et pour ceux qui l'exerçaient. Mais, d'un autre côté, nous savons par Pline (1) et par plusieurs autres auteurs que si les médecins étaient peu considérés en général à Rome, la médecine en elle-même n'y était point du tout dédaignée; ainsi Caton l'Ancien voulait qu'on se méfiât des médecins grecs, mais il tenait à honneur d'exercer lui-même la médecine; de sorte que, par une contradiction d'ailleurs fort commune, on aurait voulu séparer la science de ceux qui la mettaient en pratique, et exercer sans droit, contrairement au bon sens et à la raison, un art que l'on dédaignait chez ceux qui avaient, par leurs études, mission de le pratiquer. C'est du reste une observation qui ne s'applique pas seulement aux Romains, mais à tous les peuples anciens et modernes.

Quoi qu'il en soit, la société romaine, malgré son dédain et par une contradiction analogue à celle dont

(1) *Hist. nat.*, lib. XXIX, cap. v et seq.

je viens de parler, mais plus heureuse cette fois, n'en fit pas moins un usage général de l'assistance médicale; et l'on éprouve un étonnement agréable de voir qu'en même temps que l'on méprise théoriquement la profession, l'on s'empresse de recourir à son action dans tous les degrés de l'échelle sociale. Il faut le dire, l'humanité est partout la même. On se rit de la profession, on raille ceux qui l'exercent, on les laisse dans une condition sociale inférieure; mais la maladie vient-elle à se déclarer ? d'une manière ou de l'autre on se hâte d'appeler au secours, et il ne se trouve en définitive personne qui s'abstienne avant de mourir d'avoir recours à l'intervention médicale. C'est que la médecine a ses racines au plus profond du cœur de l'homme. La Bible elle-même consacre un chapitre entier à célébrer les bienfaits de cette profession et lui donne une origine divine (1) : *Da locum medico, etenim illum Dominus creavit; et non discedat a te, quia opera ejus sunt necessaria.*

Si, comme je le crois, il n'est pas douteux que je viens de donner les véritables motifs de la condition très-médiocre où se trouvaient les médecins dans le monde romain, on ne s'étonnera pas de voir cet état de choses se modifier peu à peu, à mesure que la société vient elle-même à subir les changements que lui apportent tout à la fois son activité intérieure et les événements extérieurs. Déjà Cicéron veut que l'on distingue les professions libérales et les professions serviles; il en sépare même les professions savantes, au premier rang desquelles il met la médecine (2). Ensuite, Jules

(1) *Ecclésiastique*, ch. XXXVIII, vers. 11 et 12.

(2) *De Officiis*, lib. I, cap. XLII.

César accorde le droit de cité aux médecins et aux professeurs (1). Puis vient l'empereur Auguste, qui augmente leurs prérogatives. Enfin, sous ses successeurs, les priviléges accordés aux médecins deviennent de plus en plus étendus ; si bien que sans leur donner un rang élevé dans la société, ils leur procurent la possibilité d'arriver aux plus hauts emplois du gouvernement, ainsi que j'en ai cité tout à l'heure deux exemples. D'ailleurs, beaucoup de médecins parvinrent à acquérir de grosses fortunes, quelques-uns même des richesses énormes, dans l'exercice légitime de leur profession. Ils arrivèrent ainsi à la considération et à se ménager l'estime publique, qui était refusée à la pauvreté.

L'assistance médicale dut suivre une marche analogue ; car c'est en raison de leur utilité reconnue que les médecins conquirent leurs prérogatives et leurs priviléges. Cette assistance devint donc de plus en plus active, et les secours donnés aux pauvres dans leurs maladies s'étendirent d'autant plus que les mœurs, comme les lois, allaient en s'adoucissant progressivement, à mesure que l'influence douce et pénétrante du christianisme s'infiltrait dans les diverses couches de la société. La condition même des esclaves alla en s'améliorant jusqu'à l'abolition complète de l'esclavage (2) ; et les secours médicaux donnés aux malheureux se répandirent dans la même proportion jusqu'à la création des hôpitaux.

Toutefois, il ne faut pas oublier, et la suite de cette étude le démontrera surabondamment, que jusqu'aux

(1) Suétone, *C. Julius Cæsar*, cap. XLII.

(2) M. H. Wallon, *Histoire de l'esclavage*, t. III, ch. II, III et IV.

époques de changements radicaux dont je viens de parler, le principe de cette assistance fut toujours l'intérêt personnel, et non pas un sentiment de philanthropie. Le gouvernement qui entretenait des armées, des troupes de gladiateurs ou d'artistes, des administrations partielles, et même des entreprises commerciales et industrielles, avait intérêt à maintenir en bon état de santé, et à guérir promptement dans leurs maladies, les hommes employés en nombre très-considérable à ses divers travaux, afin de ne pas être privé de leurs services. De même, les particuliers riches qui possédaient de nombreux esclaves, ou les entrepreneurs de spectacles, de jeux publics, d'exploitations quelconques, avaient le plus grand intérêt à conserver le personnel sur lequel reposait leur fortune. Enfin, les artisans, mercenaires isolés, citoyens libres, mais pauvres, ne manquaient pas de se réunir, de s'associer et de se cotiser, pour trouver dans la solidarité et la mutualité des membres de ces colléges ou sociétés, les moyens de s'assurer des soins et des secours pendant leur vie et un tombeau après leur mort.

C'est ainsi que l'on trouve des médecins attachés à toutes les réunions d'hommes retenus par un lien quelconque, à toutes les associations ou administrations publiques et privées, et que l'assistance médicale se trouve en définitive à côté de toutes les misères physiques qui attaquaient les hommes utiles, c'est-à-dire ceux qui travaillaient.

CHAPITRE II.

DES MÉDECINS ATTACHÉS AUX JEUX DU CIRQUE.

Je vais rechercher d'abord l'intervention du médecin dans cette multitude d'employés qu'occupaient les jeux du cirque et leurs dépendances. Ces jeux se donnaient dès une haute antiquité dans le vallon qui sépare le mont Palatin de l'Aventin ; car la tradition y place les fêtes de Neptune équestre, appelées *consuales*, pendant lesquelles eut lieu l'enlèvement des Sabines (1). Valère-Maxime va même plus loin, et dit que « les *spectacles du cirque* furent célébrés pour la première fois par Romulus, sous le nom de *consuales*, lors de l'enlèvement des Sabines (2). En tout cas, ce vallon portait déjà le nom de Cirque d'Apollon au temps des Décemvirs, selon Tite-Live (3).

L'éclat qui environnait les jeux du Cirque chez les Romains était très-considérable. Ces jeux furent de différentes sortes : mais les plus célèbres, ceux qui eurent

(1) Tite-Live, lib. I, cap. IX.

(2) Val. Maxime, lib. II, cap. IV, § 4 : « Ad id tempus circensi spectaculo contenta, quod primus Romulus, raptis virginibus Sabinis, consualium nomine celebravit. »

(3) « Consules, ne criminationi locus esset, in prata flaminia, ubi nunc ædes Apollinis est (circum jam tum Apollinarem adpellabant), avocavere senatum. » — Tite-Live, lib. III, cap. LXIII.

le plus de vogue et de magnificence, furent sans contredit les courses de chars. D'après les détails qui nous ont été transmis par les anciens auteurs, ce genre de spectacle fascinait le peuple et le passionnait à un degré dont nous ne pouvons pas même avoir l'idée par l'intérêt sans cesse croissant que les courses de chevaux excitent aujourd'hui en France et en Angleterre. C'était un entraînement, un enthousiasme qui allaient jusqu'au délire.

La passion des Romains, d'abord pour les chevaux qui devaient courir attelés aux chars, ensuite pour les cochers qui les conduisaient, prit un développement bientôt excessif, en sorte qu'il fallut répondre à des nécessités de plus en plus étendues. Dans le principe, ces jeux se bornèrent à quelques chars avec leurs attelages, que les propriétaires faisaient courir, soit en les conduisant eux-mêmes, soit en les faisant conduire par leurs esclaves. Mais bientôt, la vanité ou la libéralité de ceux qui donnaient ces fêtes, ainsi que les exigences toujours plus grandes du peuple, accrurent les dépenses dans des proportions démesurées. Alors il devint impossible aux simples particuliers de supporter les frais exorbitants des courses de chars, comme de suffire aux besoins de ces jeux avec leurs propres chevaux et leurs esclaves. Il se forma donc des espèces de sociétés en commandite ou en participation qui se chargeaient de toutes les fournitures à faire et de toutes les dépenses à payer ; et comme il y avait habituellement quatre chars pour chaque course, il se constitua également quatre associations dont chacune fournissait un char. Enfin, pour que tous les spectateurs pussent dès l'abord reconnaître et distinguer chacune de ces sociétés, celles-ci adoptèrent des signes distinctifs qui ne furent autres que des couleurs différentes. C'est alors qu'on les désigna par la dénomination de *factions* ; et les couleurs qui les distinguaient furent le blanc, le bleu, le rouge et le vert.

Ceux qui donnaient les jeux ou qui les organisaient devaient s'entendre avec les directeurs des factions (1), lesquels, comme ceux de presque toutes les grandes entreprises financières, appartenaient à l'ordre équestre. Ces directeurs se chargeaient de fournir les chevaux, les chars, les conducteurs, tout le personnel et tout le matériel nécessaires. De là l'obligation indispensable pour ces grandes compagnies d'avoir une foule d'employés et une administration considérable. Le personnel, qui comprenait des esclaves et des travailleurs libres, ne se composait pas seulement de cochers, de palefreniers, de gens des haras et des écuries, mais encore, ainsi que nous le verrons tout à l'heure, d'artisans et d'ouvriers tels que charrons, selliers, tailleurs, cordonniers, et d'artistes et employés tels que professeurs-cochers, intendants, huissiers, portiers. En un mot, il y avait là toute cette multitude de commis que nécessite une grande entreprise.

Je n'ai point à m'occuper de ces jeux proprement dits ; mais je ne pouvais me dispenser d'entrer dans ces détails d'organisation pour bien faire comprendre comment et pourquoi il devait y avoir des médecins attachés à ces entreprises (2). En effet, il n'y avait pas

(1) Voyez Suétone, *Nero*, cap. XXII.

(2) Ceux des lecteurs qui voudraient de plus grands détails sur ces

seulement nécessité de soigner les gens malades, afin que leur travail fût le moins longtemps possible interrompu, il fallait encore maintenir une bonne hygiène dans l'administration. Il était en outre indispensable que des médecins assistassent aux spectacles des courses de chars pendant toute leur durée ; car souvent il survenait des accidents plus ou moins graves qui exigeaient des secours immédiats. Il devait en être de même pour les simples exercices, qui avaient lieu en dehors des jeux publics et qui pouvaient également donner lieu à des accidents.

Toutefois, les auteurs anciens qui nous ont transmis d'assez nombreux détails sur les courses du cirque, qui signalent même les préférences de tels et tels empereurs pour une faction ou pour l'autre, ne font aucune mention des médecins attachés à ces grandes administrations privées. Ils ont pour ces derniers la même indifférence et gardent le même silence que pour les médecins des armées. C'est l'épigraphie seule qui nous renseigne à cet égard et qui nous fait connaître comment l'assistance médicale intervenait dans ces sociétés industrielles pour apporter les secours de l'art à tout ce peuple de prolétaires et d'ouvriers libres ou esclaves qui les composaient ; de même que c'est à cette source également qu'il faut recourir pour connaître l'énumération de la plupart des fonctions ou emplois exigés par ces coûteux spectacles.

Mais les sources épigraphiques ne sont pas toutes

spectacles pourront consulter l'ouvrage de Friedlaender : *Mœurs romaines du règne d'Auguste à la fin des Antonins* ; traduction française de Ch. Vogel, liv. VI.

également respectables et sûres, et les recueils même les plus consultés contiennent des inscriptions apocryphes, falsifiées ou interpolées, sur lesquelles on ne peut fonder aucune connaissance certaine. De ce nombre paraît être une inscription donnée par Gruter (1), p. 339, 1, et par Smetius (2), p. 152, 26, extraite, dit le premier, des papiers de Scultet, *qui l'a vue,* et du livre de Panvinio (3), dit le second (4). Elle concerne un certain *Marcus Antonius Primigenius*, *fils de Marcus*, *de la tribu Aniensis*, médecin de la faction rouge. Je la laisse de côté après cette simple mention, pour arriver immédiatement à deux monuments très-authentiques et que chacun peut voir encore au Musée de Naples, où ils sont actuellement déposés. On y trouve deux inscriptions qui donnent, outre le titre de médecin d'une faction, les dénominations de quelques-uns des nombreux employés qui travaillaient au service des partis du cirque.

(1) *Inscriptiones antiquæ totius orbis romani.* In-folio.

(2) *Inscriptionum antiquarum liber.* In-folio, 1588.

(3) *Onuphrii Panvinii, Veronensis augustiniani, reipublicæ romanæ commentaria.* Paris, 1588.

(4) Voici cette inscription :

DIIS. MANIBVS
M. ANTONIO. M. F. ANIENSI
MATRINIO. EVOK. AVG.
VIXIT. ANN. XXXIIX. M. VIII
M. ANTONIVS. M. F. ANIEN
PRIMIGENIVS
MEDICVS. FACT. RVSSAT
FRATRI. SANCTISS. FEC

N° 1.

M. VIPSANIO. FELICI. AGITATORI
M. VIPSANIO. MAIORI. SVTORI
M. VIPSANIO. SEIVLENO. SARCIN
M. VIPSANIO. PRIMIGEN. MARGARIT
VIPSANIA. FLORA. OLL. IIII. D. D.

N° 2.

M. VIPSANIO. FVLLONI. TENTORI
M. VIPSANIO. EROTI. AVRIGATORI
M. VIPSANIO. MVGIONI. VIATORI.
M. VIPSANIO. QVARTIN. SVCCONDITORI
M. VIPSANIVS. RVFINVS. MEDICVS FACT
VENETA. OLL. IIII. D. D.

Smetius, p. 47, 6 et 7. In musæo cardinalis Carpensis, Tabellæ duæ marmoreæ. Ego hæc ipse omnia vidi. — Gruter, p. 340, 2 et 3. — On. Panvin. urbs Roma, regio IX. — M. Mommsen (1), n° 6907. Olim Romæ in musæo Carpensi, nunc in Borbon. sep., col. 53.

M(arco) Vipsanio Felici, agitatori ; M(arco) Vipsanio Majori, sutori ; M(arco) Vipsanio Sejuleno, sarcin(atori) ; M(arco) Vipsanio Primigen(io), margarit(ario) ; Vipsania Flora oll(as) quatuor d(ono) d(edit).

M(arco) Vipsanio Fulloni, tentori ; M(arco) Vipsanio Eroti, aurigatori ; M(arco) Vipsanio Mugioni, viatori ; M(arco) Vipsanio Quartin(io), succonditori ; M(arcus) Vipsanius Rufinus, medicus fac-t(ionis) venet(æ), oll(as) quatuor d(ono) d(edit) (2).

Ces deux inscriptions nous donnent en somme neuf titres d'employés travaillant pour les partis ou factions du cirque. Trois d'entre eux ont une signification dou-

(1) *Inscriptiones regni neapolitani latinæ*. Lipsiæ, 1852, in-folio.

(2) Quelques personnes m'ont reproché de n'avoir pas traduit en français les inscriptions que j'ai insérées dans mon mémoire sur le service de santé militaire. Sensible à ce reproche, je les mettrai en

teuse. Pour quelques auteurs, le *Tentor* était celui qui gardait les vêtements des cochers et des conducteurs. Pour d'autres, c'était l'homme chargé d'empêcher les chevaux et les chars de partir avant le signal. Pour d'autres enfin, et je partage leur opinion, le *Tentor* était une sorte de palefrenier employé à atteler et équiper les chevaux. Quant au *Succonditor*, Scaliger (1) et Marini (2) pensent que le *Conditor factionis* était celui qui produisait une faction et fournissait les courses. C'était donc une sorte de directeur, de chef, d'où le *Succonditor* était sous-directeur ou sous-chef de faction. Il a été impossible jusqu'à présent de déterminer exactement ce que pouvait faire dans cette troupe un *Margaritarius*, à moins que les chevaux et les cochers ne fussent ornés de quelques bijouteries ou verroteries, ce qui n'est pas invraisemblable. Les autres titres d'employés se comprennent facilement et s'expliquent d'eux-

français dans le cours de ce travail, mais seulement sous la réserve expresse de l'observation suivante : Les Romains avaient quelques usages et des habitudes qui n'ont rien d'identique ou même d'analogue chez nous ; par conséquent les mots qui dénomment ces usages ou habitudes ne sont point représentés dans notre langue, il devient dès lors impossible de mettre un mot français exact sous le mot latin ; on ne peut traduire qu'à peu près :

A Marcus Vipsanius Félix, cocher ; à Marcus Vipsanius major, cordonnier ; à Marcus Vipsanius Sejulenus, raccommodeur de vêtements ; à Marcus Vipsanius primigenius, joaillier (?) ; Vipsania Flora a donné quatre urnes.

A Marcus Vipsanius Fullo, palefrenier (?) ; à Marcus Vipsanius Eros, conducteur de char ; à Marcus Vipsanius Mugio, appariteur ; à Marcus Vipsanius Quartinius, sous-directeur (?) ; Marcus Vipsanius Rufinus, médecin de la faction bleue, a donné quatre urnes.

(1) *Catalect. Virg.*

(2) *Atti e monumenti dei fratelli arvali*, p. 215.

mêmes. Le médecin qui se trouve le dernier nous intéresse particulièrement, puisque c'est sa présence dans la faction qui démontre que tous les employés étaient assistés dans leurs maladies. Tous paraissent être des affranchis d'un même patron.

Nous allons voir maintenant la famille aurigaire d'un citoyen romain du temps d'Auguste.

N° 3.

FAMILIAE. QVADRIGARIAE. T. AT. CAPITONIS
P. ANNI. CHELIDONI. CHRESTO. QVESTORE
OLLAE. DIVISAE. DECVRIONIBVS. HEIS. Q. IF. S. S

M. VIPSANIO	MVGIONI	EROTI	TENTORI
DOCIMO	VILLICO	M. VIPSANIO	FAVSTO
CHRESTO	CONDITORI	HILARO	AVRIG(atori)
EPAPHRO	SELLARIO	NICANDRO	AVRIG(atori)
MENANDRO	AGITATORI	EPIGONO	AVRIG(atori)
APOLLONIO	AGITATORI	ALEXANDRO	AVRIG(atori)
CERDONI	AGITATORI	NICEPHORO	SPARTOR (i)
LICCAEO	AGITATORI	ALEXIONI	MORATOR(i)
HELLETI	SVCCONDITORI		VIATORI
P. QVINCTIO	PRIMO		
HYLLO	MEDICO		
ANTEROTI	TENTORI		
ANTIOCHO	SVTORI		
PARNACI	TENTORI		
M. VIPSANIO	CALAMO		
M. VIPSANIO	DAREO		

Smetius, p. 47, 4. In domo quondam Joh. *Coritii*, in foro Trajani, tabula marmorea candidissima. — Gruter, p. 339, 5.

Familiæ quadrigariæ T(iti) At(eii) Capitonis, P(ublio) Anni(o) Chelidoni(o) Chresto quæstore. Ollæ divisæ decurionibus heis q(ui) i(nfra) s(cripti) s(unt) (1).

Le reste de la lecture se complète facilement de soi-même.

Cette inscription est intéressante à plusieurs titres. Elle provient sans aucun doute d'un collége funéraire auquel appartenait le *Columbarium* où se trouvaient réunies les urnes cinéraires des membres composant la famille aurigaire de T. Ateius Capiton. Ces personnages sont inscrits ici avec les titres qu'ils portaient de leur vivant : le propriétaire ou patron d'abord, puis le questeur du collége, et ensuite les décurions ou chefs de décuries; car dans la société romaine, toutes les réunions un peu nombreuses d'individus retenus par un lien quelconque étaient divisées en décuries, et les hommes y étaient ce qu'on appelait *decuriati*. Ils sont ici au nombre de vingt-cinq; mais il est évident que quelques noms ont été effacés par le temps.

Ce nombre de décurions nous permet de conjecturer que celui des employés de toute nature dans une famille

(1) A la famille Aurigaire de Titus Ateius Capiton; son questeur étant Publius Annius Chelidonius Chrestus. Les urnes sont distribuées sous les Décurions dont les noms sont inscrits ci-dessous :

A Marcus Vipsanius Mugio. — à Docimus, régisseur (?) — à Chrestus, directeur (?) — à Epaphrus, sellier. — à Menandre, cocher. — à Apollonius, cocher. — à Cerdon, cocher. — à Liccæus, cocher. — à Hellès, sous-directeur (?) — à Publius Quinctius Primus. — à Hyllus, médecin. — à Auteros, palefrenier (?) — à Antiochus, cordonnier. — à Parnax, palefrenier (?) — à Marcus Vipsanius Calamus. — à Marcus Vipsanius Dareus. — à Eros, palefrenier (?) — à Marcus Vipsanius Faustus. — à Hilarus, conducteur de char. — à Nicandre, conducteur de char. — à Epigone, conducteur de char. — à Alexandre, conducteur de char. — à Nicéphore, sparteur. — à Alexion, morateur. — à ...., appariteur.

aurigaire était très-considérable vers le temps d'Auguste. Toutefois, de ce que ce personnel était divisé en décuries il ne faudrait pas en conclure que chaque décurion avait toujours dix hommes sous ses ordres. Il arrivait, en effet, souvent que ces compagnies étaient incomplètes, tout en conservant leur nom de section. C'étaient des cadres toujours existants, mais non toujours remplis.

Nous trouvons dans cette liste cinq noms, dont quatre Vipsanius et un Quinctius, qui ne portent pas de titres d'emplois désignés, et qui ont au contraire leur prénom, leur nom et leur surnom. Cette dernière circonstance nous donne l'assurance que ces cinq décurions étaient des affranchis, tandis que, par la raison contraire, il est manifeste que tous les autres étaient des esclaves. Le médecin Hyllus se trouve au nombre de ces derniers ; on doit en conclure que c'était un *medicus domesticus*, un médecin domestique, attaché à la maison du maître et ne donnant ses soins qu'à ceux qui faisaient, comme lui, partie de cette maison ; bien différent, par conséquent, des médecins libres, qui pratiquaient où ils voulaient et donnaient des soins, moyennant rétribution, à quiconque venait les appeler.

Mais quel était cet Ateius Capiton qui se donnait le luxe ou qui faisait la spéculation d'entretenir une troupe aussi coûteuse pour des courses de chars? Tacite nous en fait connaître trois de la même famille (1). Le premier avait été centurion sous Sylla ; le second, fils du précédent, s'était élevé à la préture ; le troisième, petit-

(1) Tacite, *Ann.*, III, 75. — Voyez aussi Suétone, *De illustrib. grammat.*, cap. X et XXII. — Frontin, *De aquæduct.*, cap. CII. — Cicéron, *Epistol.* 434, 593, 738 et 751.

fils du premier et fils du second, fut un célèbre jurisconsulte, courtisan et favori de l'empereur Auguste et devint consul en l'an de Rome 758. Je ne dois pas omettre de faire observer que trois ans auparavant, en 755, il y eut un consul du nom de Publius Quinctius qui pourrait bien avoir été le patron de Publius Quinctius Primus, l'un des affranchis décurions de notre inscription. Les diverses circonstances que je viens d'énumérer peuvent nous permettre d'établir avec la plus grande probabilité l'époque de notre monument épigraphique, et de le reporter vers la fin du règne d'Auguste.

Remarquons encore que nous avons ici douze titres d'emplois variés, qui, avec trois des inscriptions précédentes, nous donnent en tout quinze titres différents d'employés aux factions du cirque et aux courses de chars. Tous les auteurs ne s'accordent pas sur les fonctions de *Sparteur* et de *Morateur*. Cependant, et sans vouloir entrer dans cette discussion, il me paraît tout à fait vraisemblable que c'était le *Morator*, et non pas le *Tentor*, qui était chargé d'empêcher les chevaux de partir avant le signal, de veiller à ce qu'aucun d'eux ne s'élançât plus tôt que les autres et de faire en sorte que tous se missent simultanément en mouvement. Quant au *Sparteur*, il avait pour emploi, je pense, de répandre sur le sol du cirque le sable ou une autre terre propre à assurer et à faciliter la vitesse et la solidité des chevaux et des chars. Les autres titres de l'inscription n'ont pas besoin d'explications et se comprennent facilement.

On ne voit figurer ici qu'un seul médecin ; mais il est probable qu'il en existait d'autres dans les décuries. On peut croire en effet qu'un seul eût été insuffisant pour toute une troupe, surtout si l'on considère qu'à cette époque la profession médicale était fractionnée en un grand nombre de spécialités. Il faut aussi se rappeler que, si le médecin de notre dernière inscription était esclave, celui de la précédente était affranchi et ne doit plus être regardé comme un *medicus domesticus*, en raison de sa condition libre. Il est vraisemblable que dans les factions du cirque il dut y avoir un assez grand nombre de médecins libres, et que cette position de médecin des jeux du cirque devait être recherchée. En effet, on peut facilement conjecturer que cette situation devenait lucrative et pouvait procurer des avantages notables de clientèle. Cette opinion acquiert un fondement solide par ce fait bien démontré que beaucoup de cochers et de conducteurs de chars jouissaient d'une immense renommée et excitaient au plus haut degré l'enthousiasme de la foule et l'intérêt du public pour leurs personnes. Leur popularité était sans bornes et leurs noms se trouvaient dans toutes les bouches.

Or, le médecin qui leur donnait des soins en cas de maladies participait certainement à cette notoriété et devait avoir une place dans les préoccupations animées que suscitait le danger de son client ; et s'il était assez heureux pour le sauver, la faveur populaire l'entourait de son prestige et répétait partout son nom avec éloge. Il en est encore de même aujourd'hui, et c'est un avantage très-recherché que d'être le médecin d'un personnage bien connu et dont le public s'occupe. Lorsqu'il arrivait quelque accident à l'un de ces favoris de la multitude, le médecin était mis en évidence et trouvait là une bonne occasion de se produire et de se faire prôner. Qui sait si le peuple n'exigeait pas de lui un bulletin quotidien ?

Il est également permis de conjecturer que les médecins de condition libre ne s'attachaient point d'une manière absolue à une seule faction. Bien qu'aucun document authentique n'autorise à l'affirmer, l'induction porte naturellement à le faire croire. On sait, en effet, que ces changements de partis n'étaient point rares parmi les divers employés des entreprises du cirque. Le recueil épigraphique de M. Henzen en contient notamment deux exemples dans une même inscription : ils sont relatifs à deux conducteurs de chars (1). On en trouverait facilement d'autres exemples dans les diverses collections épigraphiques. Il devait en être de même des médecins libres, qui pouvaient en effet trouver des avantages réels dans ces changements.

Les écuries des quatre factions avaient été établies ensemble dans la neuvième région (2) et près du cirque de Flaminius. Comme nous ne possédons aucun document qui nous fasse connaître les rapports de ces entreprises privées avec l'administration de la ville ou avec celle de l'État, on peut seulement présumer qu'il existait dans ces écuries une sorte de bureau d'inspection ou de conservation ; car on sait qu'elles étaient construites avec magnificence et arrangées avec un tel luxe à l'intérieur que l'empereur Caligula, non-seulement y venait fréquemment passer de longues heures, mais

(1) *Inscriptionum latin. selectarum ampliss. collectio*, ed. Orelli. Tom. III, supplem. de Henzen, nº 6179.

(2) Voyez Sextus Rufus et Publius Victor : *De regionibus urbis Romæ*, regio IX. *Stabula quatuor factionum*.

qu'il y prenait même parfois ses repas (1). On pourrait donc, sans pousser trop loin l'esprit de conjecture, penser qu'un médecin devait être attaché à ce service central avec un titre particulier qui ne nous a point été conservé (2). Car on peut voir déjà, par les détails qui précèdent, avec quelle sollicitude on croyait devoir veiller à la santé et au bien-être de tous les gens employés aux courses du cirque.

Quoi qu'il en soit, il reste parfaitement établi que toutes ces entreprises diverses, ayant pour objet les courses de chars, pourvoyaient à la santé de leur personnel et assuraient à leurs nombreux employés de toute sorte, dans les accidents et dans les maladies, les soins médicaux qui leur étaient nécessaires, au moyen de médecins qu'elles s'attachaient dans ce but, soit qu'elles les achetassent comme esclaves, et alors elles avaient un médecin domestique, soit qu'elles leur assurassent un traitement librement débattu, s'ils étaient citoyens ou affranchis, et dans ce cas elles avaient un médecin libre.

(1) Suétone, *Caligula*, cap LV.

(2 Je considère en effet comme apocryphe l'inscription donnée par Muratori : *Novus thesaurus veterum inscriptionum*, p. 622, 4; et par Spon : *Miscell. erudit. antiquit.*, p. 142, 5, dans laquelle on trouve le titre de *medicus quatuor factionum circensium*. Elle provient d'ailleurs des papiers du trop justement suspect P. Ligorio.

CHAPITRE III.

DES MÉDECINS DE GLADIATURE.

Les jeux ou plutôt les combats de gladiateurs, après avoir été, pour la première fois, offerts au peuple romain en l'an de Rome 490, sous le consulat de Ap. Claudius et de M. Fulvius (1), jouirent bientôt d'une telle faveur, et prirent un si grand développement dans les derniers temps de la république et sous l'empire, qu'il se forma de tous côtés des troupes de gladiateurs pour fournir des sujets à une consommation sans cesse croissante.

La gladiature se recrutait à plusieurs sources : premièrement parmi les condamnés pour crimes; secondement parmi les prisonniers de guerre et les esclaves; et troisièmement à l'aide des engagements volontaires; car il se rencontrait des hommes qui se sentaient attirés par ce singulier genre de dilettantisme, et d'autres qui se jetaient dans les troupes de gladiateurs par désespoir, après avoir dissipé leur fortune et perdu l'estime et la considération publiques. On vit même des femmes s'engager dans la gladiature sous l'empereur Domitien (2). Mais quelle que fût la source de ce recrutement, les gladiateurs, avant de paraître en public, devaient être dressés et exercés dans l'art de combattre. Cela

(1) Valère Maxime, lib. II, cap. IV, § 7.

(2) Suétone, *Domitianus*, cap. IV; — Stace, *Silvarum*, lib. I, 6, v. 53. — Tacite, *Ann.*, lib. XV, cap. XXXII.

était d'autant plus nécessaire qu'il existait plusieurs espèces de combattants distingués par des armes particulières et portant des noms spéciaux, tels que : les *rétiaires,* les *mirmillons,* les *laqueatores,* les *secutores,* etc., ou les noms des pays dont ils revêtaient les armures ou dont ils imitaient la manière de combattre, comme les Thraces, les Gaulois, les Samnites.

On appelait *ludus gladiatorius* (1), école de gladiateurs, l'espèce de prison ou plutôt de caserne dans laquelle étaient retenus et sévèrement enfermés les hommes destinés à combattre dans l'arène (2). C'était là que des maîtres d'escrime appelés lanistes qui étaient souvent aussi les chefs et propriétaires de troupes, exerçaient leurs gladiateurs à se battre suivant le genre de combat auquel ils les destinaient. C'est pour cela que ces casernes étaient appelées *ludi;* et c'est dans ce sens que nous leur donnons le nom d'écoles. En fait, les hommes y étaient emprisonnés et soumis à une discipline très-sévère, même quand ils s'étaient librement engagés; car avant de recevoir ces derniers, on leur faisait prêter un serment terrible qui était l'abandon de leur propre personne (3) et la soumission absolue aux ordres du maître laniste.

Parmi ces écoles, les unes appartenaient à l'État, et

(1) Nemo est in *Ludo gladiatorio* paullo ad facinus audacior,... etc. Cicéron, *in Catilinam,* II, 5.

(2) J'ai visité une de ces casernes très-bien conservée à Pompéi. On y a trouvé plusieurs cadavres de gladiateurs enchaînés les fers aux pieds. Ils sont déposés au musée de Naples où je les ai vus.

(3) Pétrone nous a conservé la formule du serment que l'on exigeait de ces volontaires : « In verba Eumolpi sacramentum juravimus, uri, vinciri, verberari, ferroque necari et quidquid aliud Eumol-

les autres à des particuliers riches ou à des entrepreneurs. Ces dernières étaient déjà nombreuses sous la république et purent fournir un grand nombre de soldats à la guerre des esclaves. C'est de celle que Lentulus entretenait à Capoue que s'échappa Spartacus qui fut le chef de cette révolte (1). Je suis persuadé qu'il y eut des écoles de gladiateurs à Rome avant Caligula, bien que Friedlænder prétende le contraire (2), et voici mes raisons : D'abord, au dire de Suétone, J. César s'occupa d'un plan de construction pour une école de gladiateurs (3). Il est vrai qu'il n'ajoute pas que cette caserne dut être établie à Rome. Mais Publius Victor place dans la huitième région un *Ludus Æmilius* dont parle Horace en ces termes :

Æmilium circa Ludum faber unus et ungues
Exprimet et molles imitabitur ære capillos.

Or, il paraît bien que ce ludus Æmilius était une école de gladiateurs. Porphyre le dit formellement : *Æmilii Lepidi ludus gladiatorius fuit, quod nunc Policleti balneum est* (5). Beaucoup de commentateurs

pus jussisset, tanquam legitimi gladiatores, domino corpora animasque religiosissime addicimus. » *Satyricon*, cap. CXVII. — Horace y fait aussi allusion : « Quid refert, uri virgis, ferroque necari? » *Sat.*, lib. II; *Sat. VII*, v. 58.

(1) Florus, III, 20.

(2) *Mœurs romaines*, etc., liv. VI, § 2.

(3) Formam qua ludum gladiatorium erat ædificaturus, consideravit.... *C. Julius Cæsar*, cap. XXXI.

(4) *Ars poetica*, V, 32.

(5) Cette citation est prise dans le lexique de Samuel Pitiscus au mot *Ludus*. Je n'ai pu la vérifier faute d'indications suffisantes ; mais le fait qu'elle exprime est affirmé par le lexique de Facciolati, éd. de Leipsick : *Æmilius ludus* fuit ludus gladiatorius Romæ.

confirment ce fait. Il y aurait donc eu une école de gladiateurs avant l'empire et dans le centre même de la ville; car la huitième région était celle dite: *forum romanum.*

Toutefois, il est certain que ce fut Domitien qui fonda et fit construire les quatre grandes écoles gladiatoriales connues sous les noms de *Ludus magnus*, grande école, de *Ludus Gallicus*, école gauloise, de *Ludus Dacicus*, école dacique et de *Ludus matutinus* ou *Bestiarius*, école des bestiaires; c'était, en effet, une annexe indispensable à l'amphithéâtre Flavien qui venait d'être terminé. D'après les régionnaires de Sextus Rufus et de Publius Victor, le *Ludus magnus* et le *Ludus Dacicus* se trouvaient dans la troisième région, et le *Ludus Gallicus* ainsi que le *Ludus matutinus* dans la seconde. En tous cas, ces écoles étaient situées à côté de l'amphithéâtre Flavien après lequel elles furent bâties. La seconde et la troisième région venaient effectivement se rejoindre dans cet endroit, aux pieds des monts Cælius et Esquilin.

Ces écoles ou casernes occupaient de vastes bâtiments et étaient pourvues d'un matériel très-considérable. Elles formaient une administration importante qui était elle-même composée d'un nombreux personnel. L'épigraphie nous apprend que le directeur était choisi dans l'ordre équestre, parmi les tribuns de légions en retraite et parmi les hauts fonctionnaires civils (1). Il y avait aussi hors de Rome des écoles impériales de gladiateurs à Capoue, à Préneste et à Alexandrie. Il est évident que ces établissements devaient avoir presque constamment des malades ou des blessés et que la pré-

(1) Voir Henzen, 6158, 6520, 6947; et Gruter, p. 411, 1.

sence d'un médecin y était indispensable. Mais en outre, le régime diététique et les mesures hygiéniques auxquelles les gladiateurs étaient soumis, constituaient un véritable entraînement propre à les fortifier et à développer surtout leur musculature (1). Il se passait là quelque chose d'analogue à l'entraînement auquel on soumettait naguère encore les boxeurs anglais pour leur développer spécialement les muscles des épaules et des bras, de telle façon que l'on faisait naître ainsi une sorte de difformité artificielle, en accumulant, pour ainsi dire, dans une seule partie, les forces qui doivent se répandre dans tout le corps.

Or, ce régime, cette hygiène, ces exercices ne pouvaient nullement avoir lieu sans la direction d'un médecin (2), pas plus que les malades et les blessés ne pouvaient se passer de leurs soins. De nombreux textes anciens ne permettent de conserver aucun doute sur

(1) « Δεῖ σε εὐτακτεῖν, ἀναγκοφαγεῖν, ἀπέχεσθαι πεμμάτων, γυμνάζεσθαι πρὸς ἀνάγκην, ὥρᾳ τεταγμένῃ, ἐν καύματι, ἐν ψύχει, μὴ ψυχρὸν πίνειν, μὴ οἶνον ὅτ'ἔτυχεν ἁπλῶς, ὡς ἰατρῷ παραδεδωκέναι σεαυτὸν τῷ ἐπιστάτῃ. » — « Il faut te soumettre à la discipline ; manger suivant l'ordre ; t'abstenir de friandises; faire l'exercice même malgré toi, à heure réglée, en été comme en hiver ; ne pas boire froid, ne pas boire de vin si par hasard il s'en présente; enfin t'abandonner au laniste entièrement comme au médecin. » Arrien, *Dissertations d'Épictète*, liv. III, ch. XV. — « Singulis ibi militibus Vitellius paratos cibos, ut gladiatoriam saginam, dividebat. » Tacite, *Hist.*, II, 88.

(2) Voir Gallien : Πότερον ἰατρικῆς ἢ γυμναστικῆς ἐστι τὸ ὑγιεινόν; tom. V de l'édition de Kühn, chap. IX. — « Καὶ πλείστῳ γε τούτῳ τῷ ἐδέσματι καθ'ἑκάστην ἡμέραν οἱ παρ'ἡμῖν μονομάχοι χρῶνται, σαρκοῦντες τὴν τοῦ σώματος ἕξιν, κ.τ.λ. » — Id., Περὶ τροφῶν δυνάμεως, liv. Ier, ch. XIX, tom. VI : « Et certes les gladiateurs font chaque jour parmi nous un grand usage de cette nourriture (*les fèves*), engraissant ainsi leurs corps, etc. »

cette double intervention de la médecine dans les troupes de gladiateurs. Je viens de citer Arrien, Tacite et Galien dont les textes sont précis en ce qui concerne le régime et l'hygiène ; quant à ce qui est relatif aux malades et aux blessés, je n'ai que l'embarras du choix. Scribonius Largus donne un grand nombre de prescriptions de divers chirurgiens pour le traitement des blessures de gladiateurs (1). Galien (2) et beaucoup d'autres en font également mention ; et plusieurs inscriptions nous fournissent des noms et des titres de médecins attachés à ces troupes de combattants.

Ce n'est pas tout encore, les spectacles de l'amphithéâtre où combattaient les gladiateurs devaient assurément, comme les jeux du cirque et autres jeux publics, être pourvus de médecins assistants, prêts à porter des secours immédiats aux blessés et peut-être même aux spectateurs, s'il s'en trouvait qui tombassent soudainement indisposés ou malades. Ce qui rend cette conjecture à peu près certaine, c'est que lors du meurtre de Caligula qui eut lieu pendant un spectacle, un médecin nommé Arcion fut obligé de quitter le théâtre pour aller donner des soins à ceux qui avaient été blessés dans ce tumulte, ainsi que Flavius Josèphe le raconte avec détails (3).

Du reste, il est bien connu que le célèbre Galien fut

(1) *De compositione medicament.* : Emplastrum viride Triphonis facit ad vulnera recentia, quo etiam in gladiatoribus.... cap. LXXI. — Emplastrum nigrum.... hoc plerique utuntur in gladiatoribus, cap. LXXVII, et *passim*.

(2) Περὶ συνθέσεως φαρμακῶν τῶν κατὰ γένη., liv. III, ch. II, p. 564, tom. XIII de l'édit. de Kühn. — *Id.*, *ibid.*, p. 601.

(3) *Antiquités judaïques*, liv. XIX, ch. I.

chargé par les prêtres de Pergame, sa ville natale, de donner des soins immédiats aux gladiateurs blessés dans l'arène. C'est lui-même qui nous apprend (1) que ces fonctions lui furent confiées à son retour de l'école d'Alexandrie. Or, comme il ne fait pas entendre pour cela qu'il fût médecin attaché à une troupe ou école de gladiateurs, il est naturel de penser que les prêtres lui avaient confié la mission d'assister aux spectacles et de porter secours à ceux qui y étaient blessés. Cette opinion devient de plus en plus certaine si l'on réfléchit aux faits et considérations qui suivent.

Il est établi par les textes des auteurs anciens que beaucoup de troupes de gladiateurs appartenaient à des particuliers ou à des maîtres d'escrime qui les louaient à des entrepreneurs de jeux publics, ou bien qui donnaient eux-mêmes des spectacles pour leur propre compte, soit gratuitement, soit en faisant payer une rétribution. Il n'y a aucun doute que de semblables transactions étaient fréquentes et que c'était un sujet de spéculation très-ordinaire de réunir ainsi des troupes plus ou moins nombreuses de gladiateurs pour en faire commerce en les louant à d'autres, ou en s'en servant soi-même (2). Il n'est pas moins vrai, si l'on en croit Suétone (3), qu'il se trouvait à Rome, au temps d'Auguste, une très-grande quantité de gladiateurs, puisque dans une année de disette, cet empereur dut

(1) Galien, Περὶ συνθέσεως φαρμακῶν τῶν κατὰ γένη. Liv. III, ch. II, tom. XIII, p. 600 de l'édition de Kühn. — Id., εἰς τὸ Ἱπποκράτους περὶ ἀγμῶν ὑπόμνημα Γ. Ibid., tom. XVIII, 2e partie, p. 567.

(2) Cicéron, *Ad Atticum*, lib. IV, ep. 4 et 8.

(3) *Augustus*, cap. XLII.

expulser de la ville toutes ces troupes d'artistes, dans le but d'obtenir une diminution notable de consommation et peut-être aussi dans celui d'enlever des soldats aux mécontents et aux conspirateurs.

Or, si, comme on ne peut en douter, les écoles ou casernes de gladiateurs étaient pourvues de médecins par les raisons que je viens d'exposer, les troupes en voyage devaient en avoir aussi, les mêmes raisons existant dans l'un et l'autre cas. A la vérité, les documents qui nous restent ne disent pas explicitement qu'il en fût ainsi, mais l'induction amène naturellement à cette conclusion, et on ne peut hésiter à croire que les médecins accompagnaient les troupes de gladiateurs partout où celles-ci allaient donner des spectacles. L'intérêt évident des entrepreneurs et directeurs le voulait ainsi. Ces médecins assistaient donc aux combats donnés dans l'arène et se tenaient prêts à porter secours à ceux des gladiateurs qui étaient mis hors de combat et auxquels on accordait la vie. Plusieurs savants ont même émis l'opinion que dans les dépendances de la plupart des amphithéâtres, on ménageait un local spécial et on le disposait pour recevoir les blessés et pour leur donner des soins immédiats. Il est permis, en tout cas, de conclure du passage que j'ai cité plus haut, de Galien, qu'il en était ainsi à Pergame. En effet, des hommes blessés aussi grièvement que l'étaient la plupart des gladiateurs mis hors de combat n'étaient guère transportables et devaient être secourus sur place. Il ne me paraît donc pas possible de douter, après toutes ces observations, qu'il y eût des médecins engagés pour assister aux spectacles de l'amphithéâtre.

Quant à la question de savoir si ces médecins étaient les mêmes que ceux qui assistaient les troupes de gladiateurs dans leurs lieux de casernements, il me semble très-probable qu'il en était ainsi dans beaucoup de cas, mais pas toujours, car il paraît certain qu'à Pergame, Galien n'était engagé que pour soigner les hommes blessés en combattant dans l'arène.

L'épigraphie ne m'a pas offert autant de ressources pour ce qui concerne les médecins de gladiateurs que pour les autres chapitres de cette étude. Ce n'est pas que les inscriptions manquent, mais c'est que beaucoup d'entre elles sont apocryphes ou interpolées, et avec juste raison suspectes (1). Cependant, après un sévère triage, il m'en reste deux parfaitement authentiques, qui donnent le titre de médecin de l'école ou du spectacle matinal : *Ludus matutinus.* Ce spectacle avait lieu, comme ceux de gladiature proprement dits, à l'amphithéâtre, et l'on y voyait un genre particulier de combattants.

Le spectacle du matin était habituellement consacré aux combats d'animaux, soit entre eux, soit contre les hommes. Ces derniers portaient le nom particulier de *venatores.* Parfois cependant des hommes et des femmes étaient livrés sans armes à la fureur et à la voracité des animaux. On donnait à ce spectacle le nom de matinal par opposition aux jeux de l'après-midi, plus spé-

(1) De ce nombre sont: 1° celles de Gruter p. 65, 3, et de Smetius, p. 150, 14, prises de On. Panvinio ; 2° celle de Gruter, p. 334, 12, et de Smetius, p. 48, 7 ; 3° celles de Muratori, p. 622, 4 et 5, prises de Ligorio ; 4° celle de Franz, *Corpus inscript. græcarum,* tom. III, n° 6658, et de Gruter, p. 335, 1.

cialement destinés aux combats des hommes entre eux. C'est ce qui résulte d'un texte de Sénèque ainsi conçu : *Mane leonibus et ursis homines, meridie spectatoribus suis objiciuntur* (1). L'opposition dont je viens de parler est ici très-énergiquement exprimée par l'auteur. Plusieurs autres écrivains ne l'ont pas moins bien fait ressortir; ainsi on trouve dans Suétone parlant de l'empereur Claude : *Bestiariis meridianisque adeo delectabatur, ut et prima luce ad spectaculum descenderet, et meridie, dimisso ad prandium populo, persederet* (2). Enfin on lit aussi dans Ovide une allusion à ce genre de spectacle :

> Ceu matutina cervus periturus arena (3).

Et dans Martial :

> Matutinarum non ultima præda ferarum (4).

Tous ces textes, que l'on pourrait multiplier, démontrent jusqu'à l'évidence que le *ludus matutinus* était spécialement le spectacle bestiaire.

Mais à part ce spectacle d'animaux, qui se donnait à l'amphithéâtre, il y avait aussi un endroit désigné par le même nom de *ludus matutinus*, et qui est rangé au nombre des quatre grandes écoles impériales de Rome, ainsi que je l'ai dit plus haut. Cette école de bestiaire était le lieu d'exercice et de casernement des *venatores* qui étaient destinés à combattre les animaux. Sextus Rufus et Publius Victor, dans leurs régionnaires,

(1) *Epistol.* 7.

(2) *Claudius*, cap. XXXIV.

(3) *Metamorph.*, lib. XI, v. 26.

(4) *Epigram.*, liv. XIII, Epigr. 95.

placent le *ludus matutinus* dans la deuxième région, à côté du *ludus Gallicus*.

Voici maintenant les deux inscriptions qui désignent des médecins attachés à cette école de bestiaires :

N° 4.

EVTYCHVS	
AVG. LIB	AVG(usti) LIB(ertus)
NERONIANVS	
MEDICVS. LVDI	
MATVTINI. FECIT. SIBI. ET	
IRENE. LIB. CONIVGI	LIB(ertæ)
CARISSIMAE	
BENE. MERITAE. ET	
LIBERTIS. LIBERTABVSQ	Q(ue)
POSTERISQVE	
EORVM (1)	

Smetius, 48, 9. — Romæ ad hospitium ursi in domo privata, in arula marmorea. — Gruter, p. 335, 2.

Eadem hæc inscriptio in basi plana marmorea, alio ordine scripta habetur in vinea cardinalis Carpensis — Smetius, p. 48, 10.

C'est un second exemplaire de la même inscription, où elle se trouve disposée de la manière suivante :

N° 5.

EVTYCHVS.AVG.LIB.NERONIANVS. MEDICVS. LVDI. MATVTINI. FECIT. SIBI. ET. IRENE. LIB
CONIVGI.CARISSIMAE.BENE.MERITAE.ET.LIBERTIS.LIBERTABVSQ. POSTERISQVE. EORVM

Gruter, p. 335, 3. — Orelli (2), 2553.

(1) « Eutychus Neronianus, affranchi d'Auguste, médecin de l'école des bestiaires, a fait (ce monument) pour lui et pour Irène, affranchie, son épouse très-chère, très-méritante, et pour leurs affranchis et affranchies et pour leur postérité. »

(2) *Inscriptionum latinar. selectar. amplissima collectio.* Turici, 1828.

N° 6.

CLAVDIVS. AVG. LIB. AGATOCLES
MED. LVD. MAT. FECIT
SIBI. ET. CLAVDIO. LANIS. AVG
ET. PRIMITIVO. CVRATORI
SPOLIAR
ET. TELESPORO. RETIARIO
S. V. T. L.

Donati (1), t. II, p. 465, 10. — Romæ extra portam Nomentanam in prædio D. Badoni. — Orelli, 2554.

Claudius, Aug(usti) lib(ertus), Agat(h)ocles, med(icus) lud(i) ma-t(utini,) fecit sibi et Claudio, lanis(tæ,) Aug(usti liberto) et Primitivo, curatori spoliar(ii), et Telesp(h)oro, retiario. S(it) v(obis) t(erra) l(evis!) (2).

Remarquons en passant que ces deux médecins de l'école des bestiaires étaient tous les deux affranchis d'un empereur, ce qui semblerait indiquer que les fonctions de médecin de ces établissements impériaux n'étaient pas confiées à des esclaves, mais étaient réservées à des médecins devenus libres par l'affranchissement. Il en était ainsi à la cour des empereurs, pour

(1) *Ad novum thesaurum veter. inscript. supplementum.* Lucæ, 1765-1775.

(2) « Claudius Agathocles, affranchi d'Auguste, médecin de l'école des bestiaires, a fait (ce monument) pour lui et pour Claudius, affranchi d'Auguste, laniste, et pour Primitivus, curateur du spoliarium, et pour Telesphorus, rétiaire. Que la terre vous soit légère! »

un grand nombre de fonctions qui exigeaient de la souplesse et qui étaient des postes de confiance. Le second, Agathoclès, était affranchi de l'empereur Claude, dont on connaît la passion pour ces sortes de spectacles. Il en était de même du laniste, ou maître d'escrime, dont il est fait mention dans l'inscription. Le *spoliarium* était l'endroit, voisin de l'arène, où l'on dépouillait les cadavres des hommes qui avaient succombé en combattant, et aussi où l'on égorgeait ceux qui n'étaient pas encore morts (1).

Je crois pouvoir conclure de tous les faits et textes que je viens d'exposer et d'analyser, qu'il y avait des médecins attachés à toutes les troupes de gladiateurs, et que leurs attributions étaient doubles, les unes ayant trait à la direction du régime et des moyens hygiéniques, les autres regardant la médecine proprement dite et la chirurgie. Les premières avaient pour objet de conserver la santé et de développer les forces et la souplesse musculaires, les secondes de guérir les maladies et les blessures.

Pour compléter ce qui, au point de vue de l'assistance médicale, concerne les spectacles de l'amphithéâtre, il me reste à reproduire ici une inscription qui porte un titre de médecin assez singulier au premier abord, et offrant quelques obscurités qu'il est possible et important de dissiper. Je la trouve dans le Recueil de Donati, qui l'a prise lui-même dans l'ou-

(1) Sénèque, *Epistol.* 93 : « Numquid aliquem tam stulte cupidum esse vitæ putas, ut jugulari in spoliario quam in arena malit? » — Lampride, *Commodus*, cap. XVIII : « Hostis patriæ, parricida, gladiator, in spoliario lanietur ! »

vrage de Zacharia : *Excursus litterarius*. Ces auteurs ont le tort de ne pas dire dans quel lieu cette inscription a été trouvée, mais elle n'en paraît pas moins authentique et elle est appuyée par d'autres documents de même ordre en assez grand nombre.

N° 7.

P. AELIVS. AGATHEMER
AVG. LIB. MEDICVS. RATIO
NIS. SVMMI. CHORAGI
FECIT. SIBI. ET. AELIAE. IORTE
CONIVGI. BENE MERENTI. ET
LIBERTIS. LIBERTABVSQVE. SVIS
POSTERISQVE. EORVM

Donati, *ad novum Thes.*, etc., t. II, p. 314, n. 4. Ex Zachariæ Excursu litterario per Italiam, p. 192.

P(ublius) Ælius Agathemer(us), Aug(usti) lib(ertus), medicus rationis summi Choragi(i), fecit sibi et Æliæ Iort(æ), conjugi bene merenti et libertis libertabusque suis, posterisque eorum (1).

Qu'était-ce que ce *summum choragium*, qui comprenait sans aucun doute une grande administration (*ratio summi choragii*), puisqu'il était pourvu d'un médecin ? On sait par Vitruve (2), par P. Festus (3), et par d'au-

(1) « Publius Ælius Agathemerus, affranchi d'Auguste, médecin de l'administration du grand chorège, a fait (ce tombeau) pour lui, pour Ælia Iorta, son épouse très-méritante, pour ses affranchis et affranchies et pour leur prostérité. »

(2) *Architect.*, lib. V, cap. IX.

(3) *De significatione verborum.* — *Ad verbum.*

tres auteurs, que dans les théâtres anciens le *choragium* était l'endroit où les acteurs répétaient leurs rôles, s'exerçaient et se préparaient avant de paraître devant le public. On ménageait pour cet objet une ou plusieurs pièces derrière la scène, et l'on avait soin d'y réunir également tout ce qui était nécessaire aux représentations. C'était par conséquent une dépendance du théâtre, quelque chose d'assez analogue à ce qu'est actuellement dans nos théâtres le magasin d'accessoires, en y joignant le foyer des artistes. Le *choragium* était dans le théâtre et en faisait partie intégrante; il n'avait rien d'indépendant ni de particulier que sa destination.

Mais le *summum choragium*, bien que construit dans le même but et pour un objet analogue, était établi dans des conditions bien différentes et sur un plan colossal, comme les grandes écoles gladiatoriales et comme l'amphithéâtre flavien lui-même, auquel il servait de complément. Il était situé à Rome dans la troisième région (1) et tout près du grand amphithéâtre. C'était un établissement qui exigeait une administration importante; il comprenait un matériel considérable et un personnel fort nombreux. On y avait réuni tout ce qui était nécessaire à la préparation, à la pompe et à l'ornementation des prodigieux spectacles qui se donnaient dans l'amphithéâtre, ainsi qu'à l'instruction, à la répétition et aux exercices de ceux qui devaient figurer dans les chœurs ou dans les scènes d'ensemble. Quoique dépendant, sous ce rapport, des grandes écoles impériales et de l'arène, il en était néanmoins séparé, mais

(1) Voyez Publius Victor et Sextus Rufus, *tertia regio*.

voisin, et les auteurs des régionnaires en font une mention spéciale. Il est possible qu'il eût des communications souterraines avec l'amphithéâtre.

A la tête du *summum choragium* était placé un procurateur, *procurator* (1); on y trouve également des contrôleurs, *contrascriptor* (2), des procurateurs adjoints, *adjutor procuratoris* (3), une sorte de greffier, *tabularius* (4), affranchi de l'empereur, et une espèce de teneur de livres sous le nom de *logista thymelæ* (5). Enfin nous avons dans notre inscription un médecin affranchi de l'empereur Hadrien. Toute cette hiérarchie d'employés démontre bien l'extrême importance de l'administration du grand chorége et l'immensité du matériel qu'ils étaient chargés d'entretenir. Il suffit d'ailleurs, pour s'en faire une idée, de considérer la nature, le genre, la variété et la durée des monstrueux spectacles organisés pour amuser le peuple roi.

Il n'est peut-être pas inutile de faire remarquer dès à présent que presque tous les emplois si nombreux dépendant de la maison impériale, étaient confiés à des affranchis, et quelquefois à des esclaves, ainsi que nous le verrons dans le chapitre suivant, les inscriptions comme les textes des écrivains ne laissant aucun doute à cet égard.

On voit en outre par les détails qui précèdent que

(1) Orelli, 12 et Gruter, p. 42, 5 et p. 331, 3.
(2) Orelli, 3209 et Gruter, p. 579, 10.
(3) Henzen, 6181 et 6533.
(4) Henzen, 6182 et 6572.
(5) Henzen, 5530.

partout où il y avait une réunion un peu importante d'hommes retenus ensemble par un lien quelconque, l'intérêt du chef, propriétaire ou administrateur, le poussait à y attacher un ou plusieurs médecins pour secourir et conserver les malades.

CHAPITRE IV.

DES MÉDECINS DE LA MAISON DE L'EMPEREUR.

Aussitôt après l'établissement de l'Empire, la maison du souverain prit une grande extension et fut organisée administrativement. Elle se composa d'un nombre considérable d'esclaves et d'affranchis des deux sexes, de domestiques et d'employés de toute espèce, afin de pourvoir à tous les besoins d'un service qui comprenait ce qu'on appelle aujourd'hui la liste civile et le domaine privé. L'empereur et chacun des membres de la famille impériale avaient leurs médecins particuliers, qui étaient attachés au service de leurs personnes, sans pour cela faire partie de la maison impériale. Leur choix dépendait de la volonté de l'empereur et de leur plus ou moins grande célébrité. Nous étudierons dans un autre travail la condition professionnelle de ces médecins des empereurs et la situation qu'ils avaient à la cour ; mais en ce moment, ce n'est pas d'eux que nous devons nous occuper.

Il ne s'agit ici que de la domesticité et des employés de toute nature attachés au domaine impérial; en un mot, de la maison de l'empereur, comme on disait déjà à cette époque et comme on dit encore aujourd'hui.

Nous y trouvons un service médical très-complet et hiérarchiquement organisé, tant pour la maison urbaine que pour la maison rustique. Par une conséquence toute naturelle, on avait établi des infirmeries, *valetudinaria*, partout où elles étaient nécessaires, afin que les malades de la maison impériale pussent y être transportés et y recevoir les soins que leur état rendait indispensables. Ces infirmeries, d'ailleurs, existaient également dans tous les domaines particuliers où le personnel d'esclaves était nombreux, comme nous le ferons voir plus loin.

Bien que nous ne possédions pas, quant à présent, les moyens de déterminer le nombre proportionnel de médecins attachés à toute cette famille d'esclaves et d'employés d'ordre inférieur, à toute cette population fonctionnant dans le palais et dans ses dépendances directes ou indirectes, nous sommes néanmoins en mesure de démontrer que l'assistance médicale y était largement organisée et que le personnel des médecins y était rangé selon un ordre hiérarchique, comme une véritable administration. C'est même ce fait particulier qui m'a déterminé à lui consacrer un chapitre spécial et à ne pas confondre l'assistance médicale de la maison de l'empereur avec celle des autres domaines riches.

L'heureuse découverte de la chambre sépulcrale ou *columbarium*, dans laquelle on a retrouvé plusieurs centaines de noms et de titres d'esclaves ou d'affranchis de la maison de Livia, femme d'Auguste, va nous fournir les principaux éléments de notre démonstration. Nous y transcrivons d'abord l'inscription suivante :

N° 8.

ELEVTHERIS	M. LIVIVS
LIVIAE L	LIVIAE. L
	ORESTES. SVPRA. MEDICOS

Gori, *Descriptio columbarii Liviæ*, n° 76. — In Polent. Thesauro, t. III. Bianchini, *Camera ed iscrizioni sepolcrali.... della casa di Augusto*. Roma, 1727, n° 72.

Eleutheris, Liviæ l(iberta). — M(arcus) Livius, Liviæ l(ibertus), Orestes, supra medicos (1).

Ce titre : *supra medicos*, était sans aucun doute celui du médecin en chef ou premier médecin de la famille ou domesticité de Livie, qui avait par conséquent la suprématie sur tous les autres et le principat hiérarchique. Si l'on pouvait avoir quelque incertitude sur cette interprétation, toute hésitation devrait disparaître en lisant l'inscription suivante, qui est d'une époque postérieure à celle que nous venons de voir et qui nous donne en d'autres termes et avec plus de détails, un titre tout à fait analogue, semblable même au précédent.

(1) « Eleutheris, affranchie de Livie. — Marcus Livius Orestes, affranchi de Livie, chef des médecins. »

N° 9.

D. M.
T. FL. PAEDEROT
AVG. LIB. ALCIMIANO
SVPERPOSITO. MEDI
CORVM. EX. RATIONE
PATRIMONI. LAITONIA
FESTA. CONIVGI. BENE
MERENTI. SIBI. QVE
SVIS. POSTERISQVE
EORVM. FECIT

Gruter, p. 581, 7. — Romæ, ad plateam Madamæ in Angiportu. Grutero Fulvius Ursinus.

D(iis) m(anibus). T(ito) Fl(avio) Pæderot(i), Aug(usti) lib(erto), Alcimiano, superposito medicorum ex ratione patrimoni(i), Lætonia Festa conjugi bene merenti, sibi que (et) suis, posterisque eorum fecit (1).

Ce titre, ainsi que je le disais, est plus complet et plus explicite que celui de Livius Orestes. En effet, ce Pæderos, affranchi de l'un des trois empereurs Flavien, porte le titre de médecin en chef, comme Orestes, l'expression *superpositus* étant tout à fait équivalente à celle de *supra medicos*; mais la dernière précise da-

(1) « Aux dieux mânes. A Titus Flavius Pæderos Alcimianus, affranchi d'Auguste, chef des médecins de l'administration du patrimoine. Lætonia Festa a fait (ce tombeau) pour son époux très-méritant, pour elle-même, pour les siens et pour leurs descendants. »

vantage la position en ajoutant que ce médecin en chef est attaché à l'administration des comptes du patrimoine. Celle-ci correspondait à ce que nous appellerions aujourd'hui l'intendance générale du domaine privé et de la liste civile. Elle était par conséquent différente et distincte de l'administration des finances de l'État, quoique ces dernières fussent également sous la main de l'empereur.

Ces deux médecins en chef avaient sous leurs ordres et sous leur direction administrative tous les autres médecins attachés au service de la maison de l'empereur et se trouvaient ainsi au sommet de cette hiérarchie médicale. Dans l'état actuel de la science, il est fort difficile de savoir s'il existait des grades intermédiaires entre ceux-ci et les simples médecins ordinaires, aucun texte ne nous permettant de le démontrer d'une manière certaine. Cependant quelques auteurs l'ont pensé et se sont appuyés pour cela sur l'inscription suivante provenant du *columbarium* de Livia :

N° 10.

M. LI
BOETH
DEC
MEDICO

Une cassure de la pierre indiquée par Gori a fait disparaître la fin des mots de cette inscription. Bianchini n'indique pas cette cassure.

Gori, *loc. cit.*, n° 75. — Bianchini, ibid. n° 69. L'inscription y est transcrite autrement que dans le livre de Gori.

Les auteurs dont je parle, et Gori entr'autres, ont lu cette inscription de la manière suivante :

M(arcus) Li(vius) Boeth(us, libertus), dec(urio) medico(rum).
Marcus Livius Boethus (affranchi de Livie), décurion des médecins.

Cette lecture a pour conséquence d'établir que les médecins de la maison de l'empereur étaient *decuriati*, c'est-à-dire rangés en décuries à la tête desquelles se trouvait un décurion, ce qui aurait constitué un grade intermédiaire entre le médecin en chef et les médecins ordinaires, grade d'ailleurs bien plus administratif encore que médical. Il faut avouer que, si l'inscription est exactement reproduite par Gori, on ne peut guère la restituer et la compléter autrement qu'il ne l'a fait. On trouve d'ailleurs, à l'appui de sa lecture, un argument de fait qui n'est pas sans valeur. En effet, il est certain que dans les emplois inférieurs de la maison impériale, ceux qui les remplissaient étaient organisés en décuries spéciales, lorsque leur nombre était important. C'est ainsi qu'on trouve dans Suétone (1) un *Saturius, decurio cubiculariorum,* Saturius, décurion des valets de chambre, prenant part au meurtre de l'empereur Domitien. On rencontre encore d'autres exemples du même genre.

Il reste à savoir si, dans les emplois qui demandaient des connaissances et un savoir plus ou moins élevés et étendus, ainsi qu'une certaine indépendance d'idées et de vues dans l'application de l'art, comme ceux de mé-

(1) *Domitianus*, cap. XVII.

decin et de secrétaire, par exemple, il est permis de penser qu'il existât une pareille organisation en décuries spéciales. Il est probable que Bianchini (1) ne l'a pas cru quand il a relevé les inscriptions du *columbarium* des esclaves et affranchis de Livie. Aussi a-t-il restitué d'une manière différente le texte de l'inscription qu'il lit ainsi :

M(arco) Li(vio) Boeth(o liberto), dec(urioni) medico.
A Marcus Boethus, affranchi, décurion, médecin.

Cette lecture, on le comprend de suite, change le sens et la signification de l'inscription. Ici Boethus est un décurion ordinaire, indépendamment de sa qualité de médecin, comme nous avons vu que l'était plus haut le médecin Hyllus (inscript. n° 3). Ce titre n'implique plus dans ce cas qu'une suprématie d'ordre et de discipline, tandis que dans l'autre il impliquerait en outre une certaine autorité médicale qui assurément aurait quelque influence sur l'exercice et la pratique de l'art. Il est vrai que le même raisonnement s'appliquerait alors à toute hiérarchie médicale et notamment au *supra medicos* et au *superpositus medicorum*, dont nous avons constaté ci-dessus l'existence indubitable.

En présence de ces divers arguments qui viennent naturellement s'offrir à l'esprit, j'avoue qu'il est permis d'avoir quelque hésitation. Cependant je me range pleinement à l'opinion de Bianchini, par la raison sui-

(1) *Camera ed iscrizioni sepolcrali dei Liberti della casa di Augusto.* Roma, 1727, in-folio.

vante, et indépendamment de toute appréciation épigraphique. Nous verrons plus loin qu'il existait dans les maisons impériales des infirmeries dont le service était fait par des infirmiers et des infirmières, sous la direction des médecins. Or, il est impossible d'admettre que cette direction eût pu être efficace s'il n'y avait eu absolument aucune différence entre les esclaves instruits et ceux qui ne l'étaient pas; et des décuries de médecins eussent mis ces derniers au niveau des plus bas d'entre les esclaves et dans l'impossibilité de leur imprimer une direction efficace dans les soins à donner aux malades. Cette raison me semble très-sérieuse en faveur de la lecture de Bianchini.

Je pense donc que Boethus était simplement chef d'une décurie quelconque de la famille d'esclaves et d'affranchis de la maison impériale. Nous voyons là un nouvel exemple de la distribution en décuries de tous les personnels un peu importants par le nombre. C'était un fait général dans la société romaine. Cette division en section de dix individus était usitée partout et principalement dans les familles d'esclaves un tant soit peu considérables. Elle semblait, à ce peuple essentiellement administratif et amoureux de la réglementation, indispensable au bon ordre et à la régularité du service et de la discipline.

Ce même Boethus, dont je viens de parler, est encore nommé dans une autre inscription du même collége funéraire des esclaves et affranchis de Livie; mais il n'y porte que le simple titre de médecin, sans aucun doute parce qu'il n'était pas encore décurion lorsqu'elle fut consacrée. En effet, l'inscription que je viens de transcrire est son épitaphe, tandis que celle que je vais reproduire est une dédicace faite par lui à un de ses coaffranchis ; celle-ci est donc antérieure à la première :

N° 11.

M. LIVIVS
BOETHVS IOLE. L.
MEDICVS. DAT SVAE
M. LIVIO. SPERATO. ET

Gori, *loc. cit.*, n° 14. — Bianchini, *loc. cit.*, n° 164.

M(arcus) Livius Boethus, medicus, dat M(arco) Livio Sperato et Iol(æ), l(ibertæ), suæ (uxori).

Ce nom de Boethus est assez commun parmi les médecins dont il est parlé dans les auteurs anciens ; et quelques-uns de ces médecins ont acquis de la célébrité, mais n'ont point laissé d'écrits.

Après les médecins en chef et ceux qui avaient le titre de décurion vient la plèbe médicale. Ceux qui la composent sont désignés sous des dénominations diverses, selon les spécialités médicales auxquelles ils se livraient.

N° 12.

TYRANNVS
LIVIAE
MEDICVS

Bianchini, *ibid.*, n° 92. — Gori, *ibid.*, n° 73.

Tyrannus, Liviæ (servus), medicus.
Tyrannus, médecin esclave de Livie.

Comme on le voit, ce Tyrannus était simplement un esclave, et par conséquent un *medicus domesticus*. Il en est de même des quatre suivants :

N° 13.

HYGINVS. LIVIAE
MEDICVS

Gori, *Inscript. etrus.*, t. II, p. 445, 41. Florentiæ, apud principes Corsinios. — Fabretti, *Inscriptionum antiq.... explicatio*. Romæ, 1702, p. 301, 282. — Muratori, p. 905, 1. — Reinesius, p. 580, 76.

Hyginus, Liviæ (servus), medicus.
Hyginus, médecin esclave de Livie.

N° 14.

CYRUS
LIVIAE. DRVSI. CAESARIS
MEDICVS

Orelli, 653. Florentiæ. — Spon., *Misc.*, p. 142, 3. — Fabretti, p. 301, 281. — Gori, *ibid.*, t. I, p. 396, 175.

Cyrus, Liviæ (1), Drusi Cæsaris (uxoris, servus), medicus.
Cyrus, médecin esclave de Livie, épouse de Drusus Cæsar.

N° 15.

EROS
AVGVSTAE
MEDICVS
SPOSIANVS

Gruter, p. 581, 4. Romæ in vinea cardinalis Carpensis. Ex Ursino. — Muratori, p. 898, 2. La transcription est très-différente et évidemment erronée dans le recueil de ce dernier.

Eros, Augustæ (servus) medicus Sposianus.

(1) Livia-Livilla.

N° 16.

D. M
ATIMETO
MEDICO
BASILEVS
ET. PARTHENO
PAEVS
FAVSTINAE
AVG. SERVI
AB. ORNAMEN
TIS. AMICO
BENE MERENTI
FECERVNT

M. Henzen, 6331. Romæ ad D. Laurentii extra muros.

D(iis) m(anibus). Atimeto(servo) medico. Basileus et Parthenopæus Faustinæ Aug(ustæ) servi ab ornamentis, amico bene merenti fecerunt (1).

N° 17.

CHRESTE. CONSERVAE
ET. CONIVGI. CELADVS. ANTON
DRVSI. MEDICVS. CHIRVRG.
MERENTI. FECIT
EA. VIXIT. ANNOS. XVII

Fabretti, *ibid.*, p. 300, n° 273. — Gruter, p. 581, 1. Romæ inter portam Appiam et Latinam. E Mazocchio et Boissardo.

Chrestæ, conservæ et conjugi, Celadus, Antoni(æ) Drusi (uxoris servus), medicus-chirurg(us), merenti fecit. Ea vixit annos 17 (2).

Gruter met ANTINOVS au lieu de ANTON. C'est manifestement une erreur.

(1) Aux dieux mânes. A Atimetus, médecin (esclave). Basileus et Parthenopæus, esclaves de Faustina Augusta, pour la parure, ont élevé ce (tombeau) à leur ami bien méritant.

(2) A Chresta, sa co-esclave et sa femme bien méritante ; Celadus, médecin chirurgien esclave d'Antonia, épouse de Drusus, a fait (ce tombeau). Elle a vécu dix-sept ans.

Nous avons également dans l'inscription suivante un titre de chirurgien extrait par Gori du *columbarium* des esclaves et affranchis de Livie.

N° 18.

VLVS. L....
G. L. HILARVS
C. CHIRVRGVS

Gori. *ibid.*, n. 77.

La chirurgie formait à Rome, comme chez tous les peuples anciens, une spécialité bien distincte. Mais elle était elle-même fractionnée en beaucoup d'autres spécialités plus restreintes, ainsi que nous le verrons plus loin, même sans sortir du service de la maison de l'empereur. Ce fractionnement de la médecine n'est pas, comme le croit généralement le public étranger à notre art, un signe de progrès scientifique. Bien au contraire ; il est toujours plus prononcé et plus en vogue aux époques de tâtonnements et de décadence de notre science que lorsqu'elle est florissante.

Voici maintenant un titre de médecin de la maison impériale sans désignation particulière. Je pense que le *Domus augusta* doit s'entendre ici de ce que nous avons désigné sous le nom de maison de l'empereur, c'est-à-dire de l'ensemble des employés ou domestiques. Gruter donne une inscription (1) où *Domus augusta* présente évidemment cette signification.

(1) Pag. 599, 8.

N° 19.

D. M.
RVPILIO. CALPVRNI
ANO. MEDICO. DOM
VS. AVGVSTAE. D. RV
PILIVS. TELESFORIA
NVS. PATRI. B. M. FECIT
QV. BIXIT. ANNIS. L.
MESIBUS. VIII. DI.
ES. X

Fabretti, *ibid.*, p. 274, n° 155. — Muratori, p. 914, 8. Romæ in via Latina ad arcum Tiburtinum ex malvasia.

D(iis) m(anibus). Rupilio calpurniano, medico domus Augustæ ; D(ecimus) Rupilius Telesphorianus patri b(ene) m(erenti) fecit, qu(i) (v)ixit annis 50, me(n)sibus 8, die(bus) 10 (1).

On connaît un P. Rupilius qui, d'abord simple commis des receveurs en Sicile, devint plus tard consul, donna des lois excellentes à toute la Sicile et la délivra heureusement de la guerre des pirates et des esclaves (2). Il se peut que celui de notre inscription se rattache aux descendants de ce consul en qualité d'affranchi ; mais rien dans ce texte ne nous autorise à préciser ni sa famille, ni l'empereur à la maison duquel il était attaché.

(1) Aux dieux mânes. A Rupilius Calpurnianus, médecin de la maison impériale; Decimus Rupilius Telesphorianus a élevé (ce tombeau) à son père très-méritant qui a vécu cinquante ans, huit mois et dix jours.

(2) Valère-Maxime, lib. VI, cap. IX, § 8. — Cicéron, *Actio 2ª in Verrem*, lib. II, 13.

Je vais donner actuellement divers titres spéciaux se rattachant toujours à l'assistance médicale dans la maison de l'empereur.

N° 20.

ILLYRIVS
TI. CAESARIS
AVG. SER. CELADIANVS
MEDICVS. OCVLARIVS
PIVS. PARENTVM. SVORVM
VIXIT. ANNOS. XXX
HIC. SITVS. EST. IN. PERPE

Cette copie est de Spon, *Recherches curieuses....* Dissert. 27e. Romæ in vinea Cesarini. — Fabretti, p. 300, n. 274, au lieu de ILLYRIVS, il met ILLVSTRIVS. — Gruter, p. 1111, 6, met TIBERIVS pour ILLYRIVS. Il accompagne l'inscription de la note suivante : Romæ, cippus Tiburtinus effossus via Latina, 1602. Grutero Sirmondus qui vidit. — Doni (1), 2, I, p. 329, 59. — Donati, t. II, p. 320, 2. — Muratori, p. 957, 5.

Illyrius, Ti(berii) Cæsaris Aug(usti) ser(vus), Celadianus, medicus ocularius, pius parentum suorum, vixit annos 30. Hic situs est perpe(tuum) (2).

Nous avons dans cette inscription une spécialité médicale bien définie : l'oculistique. J'en ai trouvé plusieurs autres plus ou moins bien déterminées dans le cours de mes recherches. Il existe, en effet, un assez grand nombre d'inscriptions concernant des affranchis d'empereurs qui pratiquaient les diverses parties de l'art de

(1) *Inscriptiones antiquæ.* Florentiæ, 1731.

(2) Illyrius Celadianus, esclave de Tibère Cæsar Auguste, médecin oculiste, pieux envers ses parents. Il a vécu trente ans et il est gisant ici pour toujours.

guérir. Mais je crois devoir les réserver pour d'autres chapitres, parce qu'elles ne sont pas suffisamment explicites sur les attributions des personnes, en ce qui est relatif au sujet qui m'occupe en ce moment. D'ailleurs, celles que je viens de donner me paraissent bien suffisantes pour démontrer sans réplique que l'assistance médicale était largement exercée envers le personnel de la maison impériale.

Cependant, il resterait une lacune si je ne faisais pas mention ici de quelques femmes portant le titre de *medica* et d'*obstetrix*, et qui étaient attachées en ces qualités au service de la maison de l'empereur. Ce serait trop m'écarter de mon sujet que de discuter en ce moment la question de savoir si le titre de *medica* était ou non synonyme de celui d'*obstetrix*. Cette discussion viendra plus tard. Je me contente de constater la présence de ces femmes et leur assistance médicale dans la domesticité impériale :

N° 21.

SECVNDA
LIVILLAES
MEDICA

Smetius qui vidit Romæ in Musæo card. Carpensis, p. 102, 7. — Gruter, p. 312, 4.

Secunda Livillæ s(erva), medica.

Livilla était fille du premier Drusus, veuve de C. Cæsar et remariée au jeune Drusus. C'est elle qui est appelée Livia dans une inscription précédente, n° 14.

On trouve également une *medica* dans la liste des offices de la maison Auguste donnée par Orelli, 2974. Voici maintenant une obstetrix ou accoucheuse :

N° 22.

PRIMA. LIVIAE. OPSTETRIX. ASTEROPE
MAXIMI. EPICHARIS. MAXIMI. MATER

Gori, *Insc. ant. etrus.*, t. II. p. 444, 37. Ex collect. Donianis. — Muratori, p. 913, 7. Florentiæ, apud Principes Corsinios. ex P. Vulpio, Soc. Jesu.

Prima, Liviæ (serva), obstetrix.....
Prima, esclave de Livie, accoucheuse.....

La lecture de l'inscription entière est incertaine, par la raison que très-probablement elle a été incomplétement reproduite.

Enfin, pour compléter nos connaissances sur ce sujet, je ne puis me dispenser de démontrer ici qu'il existait dans toutes les maisons importantes, soit urbaines, soit rustiques, et à plus forte raison dans celles de l'empereur, une infirmerie appelée *valetudinarium*, où les malades étaient déposés et où ils recevaient tous les soins qui leur étaient nécessaires. Par conséquent, ils n'avaient pas seulement des médecins à leur disposition, ils avaient aussi des infirmiers et d'autres gens de service pour les secourir.

Voici d'abord deux inscriptions qui désignent un infirmier. Il paraît fort vraisemblable que ces deux titres ne sont que deux copies différentes et infidèles d'une seule inscription.

N° 23.

D. M
SEXTORIO
AVG. LIB
AB. AEGRIS
CVBICVLARIOR
VLPIA. MIRA
MARITO. OPT
INDVLGENTISS
FECIT

Gruter, p. 576, 1. — Romæ ad Sancti Petri, inter alia marmora. — Orelli, 2886. — Henzen : Nomen hominis fortasse male lectum.

D(iis) m(anibus). Sextorio, Aug(usti) lib(erto) ab ægris cubiculario-r(um), Ulpia Mira marito opt(imo), indulgentiss(imo) fecit.

N° 24.

M. ARELIO. AVG. L
STEPHANO
AB. AEGRIS
CVBCLARIOR
VLPIA. ITALIA
VXOR.B.M.FEC

Reinesius, p. 584, 91. Inter viam Appiam et Latinam.

M(arco) A(u)relio, Aug(usti) l(iberto), Stephano, ab ægris cub(i)-c(u)larior(um), Ulpia Italia uxor(i) b(ene) m(erenti) (fecit) (1).

(1) A Marcus Aurelius Stephanus, affranchi d'Auguste, un des valets de chambre pour les malades ; Ulpia Italia a fait (ce tombeau) pour son époux bien méritant.

J'avoue que j'éprouve quelque embarras à assigner le sens exact des expressions *ab ægris cubiculariorum*. Faut-il dire : infirmier des valets de chambre ou un des valets de chambre infirmiers ? Cette seconde interprétation me paraît plus naturelle, car il ne semble guère vraisemblable qu'il y eût des infirmiers spéciaux et particuliers aux valets de chambre, tandis qu'il est tout simple qu'on prît des valets de chambre pour en faire des infirmiers, ou bien qu'on donnât le premier nom à ceux-ci. Quoi qu'il en soit, il reste certain, d'après ces inscriptions, qu'il existait des infirmiers chargés du soin des malades sous la direction des médecins. Il y avait mieux encore, ainsi que vont nous l'apprendre les deux inscriptions suivantes :

N° 25.

HELPIS. LIVIAE
AD. VALETVDINAR

Spon., *Miscell.*, p. 144, 13. Florentiæ in horto marchionis Corsini. — Gori, *Inscript. etr.*, t. I, p. 184, 226. Florentiæ in musæo Andreinio. — Donati, t. II, p. 319, 5.

Helpis, Liviæ (serva) ad valetudinar(ium).
Helpis, esclave de Livie, pour l'infirmerie.

N° 26.

.....RGVRVS
AD. VALETVD

Gori, t. I, p. 136, 20. In hortis Corsiniis.

(Phila)rgurus (Liviæ servus) ad valetud(inarium).
Philargurus, esclave pour le service de l'infirmerie.

Quoique rien, dans le texte qui nous reste de cette dernière inscription, n'indique que Philargurus faisait partie des esclaves de la maison de Livie, je crois cependant devoir la placer ici, parce qu'elle a été trouvée au même endroit que celle de Helpis, et qu'en outre, ce nom de Philargurus est souvent répété dans le columbarium. Ces raisons autorisent suffisamment à compléter la lecture comme je l'ai fait, et à penser que cet esclave faisait partie de la même maison.

Quelques auteurs lisent ici *adjutrix* et *adjutor valetudinarii*. Je ne vois point la nécessité de cette manière de compléter la lecture de nos deux inscriptions. D'ailleurs, cela n'a pas d'importance, car le sens de ces textes ne peut laisser place à aucun doute, et quelle que soit la leçon qu'on adopte, il reste évident qu'il s'agit ici d'une servante et d'un valet appartenant au service de l'infirmerie.

Il demeure donc établi et démontré par les textes que je viens de produire, 1° qu'il existait des infirmeries où les individus composant le personnel de la maison de l'empereur étaient reçus et soignés dans leurs maladies ; 2° que des médecins étaient chargés de veiller à la santé de tout ce personnel et de lui prodiguer leurs soins ; 3° que, sous leur direction, des infirmiers étaient chargés de pourvoir au traitement et au régime des malades ; 4° enfin, qu'il y avait en outre des esclaves des deux sexes pour occuper les emplois de bas service des infirmeries. En résumé, il m'est permis de conclure de ce qui précède que nous connaissons à très-peu près tout ce qui concerne l'assistance médicale dans la maison impériale, depuis le médecin en chef jusqu'aux esclaves chargés des bas emplois de l'infirmerie.

Je crois devoir placer aussi parmi les médecins de la maison impériale un personnage portant un titre particulier que je rencontre dans l'inscription suivante :

N° 27.

DIS. MANIBVS
CLAVDIAE. EVTYCHIAE
CONIVGI. SANCTISSIM
BENE. MERENTI. ET
Q. DOMITIO. HELICI
HYMENAEVS. MEDICVS
A. BIBLIOTHECIS. ET
DOMITIA. PANNYCHIS
SIBI.ET.SVIS.POSTERISQVE
EORVM

Smetius, p. 102, 11. Romæ, in ædibus Camilli Stalli, sub Capitolio. — Gruter, p. 584, 4. — Orelli, 2929.

Diis manibus. Claudiæ Eutychiæ, conjugi sanctissim(æ). Bene merenti, et Q(uinto) Domitio Helici, Hymenæus medicus a Bibliothecis, et Domitia Pannychis sibi et suis posterisque eorum (1).

Quelques auteurs ont pensé qu'il fallait distinguer ici deux titres : celui de médecin et celui de bibliothécaire. Pour mon compte, je ne crois pas que cette distinction puisse résulter du texte de l'inscription, pas plus que je ne pense qu'il soit possible de l'appuyer sur la nature

(1) Aux dieux mânes. A Claudia Eutychia, épouse très-sainte, bien méritante et à Quintus Domitius Helix, Hymenæus, médecin des bibliothèques, et Domitia Pannychis (ont élevé ce tombeau) ainsi qu'à eux-mêmes, aux leurs et à leur postérité.

même des fonctions dont il s'agit. Elle ne me paraît donc avoir en sa faveur aucune vraisemblance. Il faut considérer, en effet, qu'il existe dans les recueils d'inscriptions d'assez nombreux titres d'attachés aux bibliothèques désignés toujours par la même formule : *a Bibliothecis*. C'est ainsi que l'on trouve *servus a Bibliothecis* ou *a Bibliotheca* (1), *villicus a Bibliotheca* (2), *magister a Bibliotheca* (3). Cette formule est appliquée d'ailleurs à beaucoup d'autres emplois de la maison impériale, et toujours avec la même signification directe. Il semble donc impossible de ne pas traduire *medicus a Bibliothecis* par *médecin des Bibliothèques*. Quelle difficulté d'ailleurs peut-il y avoir à admettre ce titre, qui existe également chez nous, à Paris? Je n'en vois aucune ; seulement, je pense que cet Hymenaeus n'était pas médecin d'une bibliothèque en particulier, sans quoi l'inscription l'aurait dit, comme le disent toutes celles que je viens de citer et beaucoup d'autres que l'on trouve dans les recueils épigraphiques. Il était attaché en qualité de médecin au service général des bibliothèques impériales ; et comme il était esclave, c'était un *medicus domesticus*, n'ayant d'autre souci que de donner ses soins médicaux aux employés de ces bibliothèques.

Il existait effectivement à Rome beaucoup de bibliothèques publiques dans la dépendance et sous l'administration de la maison impériale. Publius Victor, dans son Régionnaire, dit qu'elles étaient au nombre de vingt-

(1) M. Henzen, 6445, 6306, 6307. — Orelli, 40. — Gruter, p. 584, 2, 6 et 7, etc., etc.

(2) M. Henzen, 6271.

(3) Orelli, 41.

neuf. Les plus célèbres étaient la Bibliothèque Palatine, grecque et latine, celles du Capitole, du Portique d'Octavie, du Temple de Trajan, de la Maison de Tibère et celle des Thermes de Dioclétien, qui fut appelée Ulpienne, parce qu'on y transporta les collections de livres qui auparavant composaient la bibliothèque du Temple de Trajan (1). Ces diverses Bibliothèques entretenaient un nombreux personnel d'esclaves et d'hommes libres. Or, tous les faits que nous avons recueillis nous autorisent à penser que l'assistance médicale ne pouvait faire défaut à ces employés. Notre inscription lève tous les scrupules à cet égard, et Hymenæus était sans aucun doute attaché au service médical des Bibliothèques impériales.

(1) « Usus sum præcipue libris ex Bibliotheca Ulpia, ætate mea thermis Diocletianis. » (Vopiscus, *Historia Augusta*, *Probus*, cap. II.)

CHAPITRE V.

DES MÉDECINS DE FAMILLES D'ESCLAVES.

L'organisation de secours médicaux qui existait, comme nous venons de le voir, d'une manière complète et hiérarchique dans la maison impériale, se retrouve également plus ou moins bien réglée dans toutes les grandes familles d'esclaves appartenant aux riches maisons de l'empire romain. Dans toutes il y avait une infirmerie pour les malades et des médecins pour les soigner.

Quoique l'on rencontre beaucoup d'exemples d'esclaves qui ont été l'objet des sentiments les plus affectueux et les plus bienveillants de la part de leurs maîtres, puisqu'en définitive la bienveillance et l'affection sont des sentiments naturels à l'homme et par conséquent de tous les temps et de tous les lieux, il faut pourtant se garder de voir dans cette sollicitude des maîtres qui avaient une infirmerie et des médecins pour veiller à la santé de leurs esclaves, un sentiment de philanthropie ; ce serait se faire une idée fausse de l'esclavage tel qu'il existait à Rome. Cette assistance médicale des esclaves n'avait pas d'autre mobile que l'intérêt. En effet, l'esclave représente une valeur, comme le bœuf et les autres animaux domestiques. Il a été acheté pour le travail, et l'intérêt évident du propriétaire est de conserver ses gens, de les soigner et de les guérir le plus vite possible. C'est exactement le même sentiment qui fait que le cultivateur actuel de nos campagnes se hâte de faire soigner et guérir son bœuf ou son cheval pour ne pas être privé de leurs services. On peut même l'avouer sans crainte de se tromper, souvent il est plus empressé d'aller chercher le vétérinaire pour ses animaux que d'appeler le médecin pour les membres de sa famille.

Le maître avait donc intérêt à soigner son esclave dans les maladies qui venaient le surprendre au milieu de ses travaux; et il agissait en vue de cet intérêt. On ne pourra pas en douter, si l'on veut se rappeler la conduite habituelle du maître, lorsque son esclave cessait d'être en état de travailler. En effet, quand l'esclave était usé, estropié, hors de service d'une manière quelconque, le vieux Caton nous apprend ce qu'on devait en faire : « Qu'on vende, dit-il, les bœufs qui vieillissent, les bestiaux languissants, les brebis faibles, la laine, les peaux, les charrettes usées, les vieilles ferrailles, *l'esclave vieux*, *l'esclave maladif* et tout ce qui est superflu (1) ! » Mais pour vendre il faut trouver un acheteur ; or, qui achètera un esclave hors de service ? personne sans doute. Il faut donc l'abandonner et c'est ce qui avait lieu dans les cas où il ne restait pas d'espoir de guérison.

(1) « Vendat boves vetulos, armenta delicula, oves deliculos, lanam, pelles, plaustrum vetus, ferramenta vetera, servum senem, servum morbosum, et, si quid supersit, vendat. » Caton, *De re rustica*, II. — Voyez aussi Plutarque, *Caton l'ancien*, V ; — et M. Wallon, *Histoire de l'esclavage*, tom. II, partie II, ch. VI.

Au contraire, l'esclave jeune et en état de faire un bon service était soigné quand il tombait malade. Columelle nous apprend que l'on déposait au *valetudinarium* les esclaves blessés ou malades et même simplement fatigués (1). Il veut qu'on y conduise même ceux qui feignent d'être malades (2). Ces textes suffiraient déjà pour nous montrer que l'assistance médicale ne manquait pas aux esclaves qui se trouvaient accidentellement malades. Mais les inscriptions nous indiquent d'autres détails que nous allons essayer de réunir et d'analyser.

Voici d'abord un médecin attaché aux jardins de Salluste :

N° 28.

C. IVLIVS. EVXIN	IVLIA. C. L
VS. MEDICVS	GRATA
EX. HORTIS. SA	VIX. A. LVI
LVSTTIANIS	
VIX. ANN. LXXX	

Muratori, p. 960, 2. Romæ in Cimelio Card. Gualterii. Misit Fr. M. Campelli Comes. Cette inscription se trouve maintenant au musée du Capitole.

C(aius) Julius Euxinus, medicus ex hortis Sallustianis. Vix(it) ann(is) 80. — Julia, C(aii) (liberta), Grata, vix(it) a(nnis) 56 (3).

(1) « Sive quis, quod accidit plerumque, sauciatus in opere noxam ceperit, adhibeat fomenta ; sive alter languidior est, in valetudinarium confestim deducat et convenientem ei ceteram curationem adhiberi jubeat. » Columelle, *De re rustica*, lib. XI, cap. I.

(2) « Si compererit vel simulantem languorem, sine cunctatione in valetudinarium deducat. » *Id.*, *ibid.*, lib. XII, 3.

(3) Caius Julius Euxinus, médecin des jardins de Salluste. Il a vécu quatre-vingts ans. — Julia Grata, affranchie de Caius, a vécu cinquante-six ans.

M. Wallon, dans sa très-savante Histoire de l'esclavage (1), exprime l'opinion que ce Julius Euxinus était un médecin de quartier. Mais d'abord on ne voit nulle part que les jardins de Salluste aient formé un quartier, ni même qu'ils aient donné leur nom à un quartier de la ville. Ils figurent dans les régionnaires simplement sous le nom de *horti Sallustiani.* En outre, je n'ai pu trouver mentionnés nulle part des médecins de quartiers à Rome, dans aucun auteur pas plus que sur aucun monument. Je ne puis donc sur ce point partager l'opinion de l'éminent historien.

La vérité est que, lorsqu'il revint de son gouvernement d'Afrique auquel il avait été nommé par Jules César, l'historien Salluste fit établir des jardins magnifiques dans la vallée qui sépare le mont Quirinal du Pincius. Après sa mort, ces jardins vinrent par héritage en la possession de son neveu, ami d'Auguste et de Tibère. Puis, par suite de la mort de ce neveu, ils devinrent la propriété du domaine impérial. Enfin, après avoir fait pendant longtemps les délices des empereurs et du peuple, ces magnifiques jardins furent incendiés lors du sac de Rome par Alaric.

Toutefois, si ces jardins n'étaient pas véritablement un quartier, ils y ressemblaient en un sens, parce qu'ils contenaient plusieurs établissements de différents genres. En effet, on y signale un marché (2), un temple de Vénus (3), une promenade publique et un cirque dans lequel se trouvait l'obélisque qui est actuellement sur

(1) Tom. III, pag. 518.

(2) P. Victor et S. Rufus, *regio VIa*, *forum Sallustii.*

(3) *Idem* et Orelli, 1366, 1369, 1462. — Gruter, pag. 102, 1.

la place de la Trinité-des-Monts (1). Les recueils épigraphiques y mentionnent des portiers (2), un *villicus* ou régisseur (3) et un médecin. Tous ces faits démontrent que les jardins de Salluste étaient une réunion de lieux de plaisir, d'utilité et de religion : *Miscuit utile dulci*. Or cet ensemble d'établissements laisse naturellement supposer qu'un personnel considérable d'employés, de serviteurs et d'esclaves y était occupé. Il est certain d'un autre côté qu'un public nombreux y affluait sans cesse. Il est donc très-naturel qu'un médecin y ait été attaché.

Ces jardins ayant été beaucoup plus longtemps dans la possession des empereurs que dans celle de la famille de Salluste, j'aurais dû peut-être insérer cette inscription au chapitre précédent. Mais comme d'autre part, on ne sait pas exactement à quelle date ce domaine est tombé dans la propriété impériale, que d'autre part, il n'est pas douteux qu'avant cette époque, il y avait déjà des médecins attachés aux jardins de Salluste ; qu'enfin le médecin Euxinus de notre inscription était un affranchi de la famille Julia, ce qui semble le reporter à une époque où ces jardins étaient encore une propriété privée, j'ai cru qu'elle serait à sa place dans ce chapitre.

L'inscription suivante a, sous tous les rapports, la plus grande analogie avec celle que nous venons de

(1) Nibby, *Description de Rome*. — Lettres du Président de Brosses ; XXXIXe, à M. de Quintin.

(2) Orelli, 1369 et 1462. — Gruter, 102, 1.

(3) Gruter, p. 602, 4. Inscript. datée de l'an 21 après J.-C. — Bianchini, *Op. cit.*, p. 9.

voir. Il y est question aussi de jardins qui furent établis par un riche Romain et qui finirent également par tomber dans le domaine impérial.

No 29.

D. M
M. IVNIO. DIONYSIO
MEDICO. DE. LVCILLIANIS
TITVLENA. IVSTA
CONIVGI. B. M. ET. SIBI
ET. SVIS. LIB. LIBERTABVSQVE
POSTERISQVE
EORVM

Gruter, p. 634, 6. — Romæ, sub fenestra domus privatæ, non procul a Sancta Lucia quatuor portarum ad Tiberim. — Smetius, p. 96, 16. — Orelli, 4225.

D(iis) m(anibus). M(arco) Junio Dionysio, medico de Luc(u)llianis, Titulena Justa conjugi b(ene) m(erenti) et sibi et suis lib(ertis) libertabusque posterisque eorum (1).

M. Wallon appelle également ce Dionysius, un médecin de quartier (2). Les raisons que j'ai déjà données m'empêchent de partager cette manière de voir. J'ai été, je l'avoue, longtemps embarrassé par l'expression de *Lucilliani*, et j'avais d'abord pensé qu'il s'agissait ici de quelque domaine qui aurait pris son nom de la fa-

(1) Aux dieux mânes. A Marcus Junius Dionysius, médecin (des jardins) de Lucullus. Titulena Justa (a consacré ce tombeau) à son époux très-méritant, à elle-même et aux siens, à leurs affranchis et affranchies ainsi qu'à leur postérité.

(2) *Id., ibid.*

mille Lucillia. En effet, Smetius et Gruter publient une inscription trouvée à Rome et concernant un esclave qui porte le titre de *Cæsaris exactor prædiorum Lucillianorum* (1). J'avais en outre trouvé dans le recueil de M. Henzen d'autres assignations de divers domaines à la famille Lucillia (2); et enfin sur un plan de Rome ancienne, tracé par Pirro Ligorio sous le pape Pie IV, en 1561, j'avais vu la description et la place d'une *domus Lucilliana* très-étendue. Ces diverses indications avaient donc tout spécialement attiré mon attention, lorsque plusieurs textes de Tacite et une affirmation de Publius Victor, me firent penser, après mûres réflexions, qu'il ne pouvait être question ici que des jardins de Lucullus.

Ces jardins, qui sont nommés dans Tacite, *horti Luculliani*, devinrent, après diverses destinées, la propriété de Messaline. C'est là qu'elle se réfugia et qu'elle reçut la mort après que ses débauches eurent été dénoncées à l'empereur Claude, son mari (3). Après elle, ils furent, suivant toute apparence, livrés au public, comme les jardins de Salluste. Publius Victor les place dans la neuvième région. Je suis donc suffisamment autorisé par ces faits et documents à établir que notre Junius Dionysius était médecin de la famille d'esclaves des jardins de Lucullus.

(1) Smetius, p. 104, 9. — Gruter, p. 594, 1.

(2) M. Henzen, 5467 et 6664.

(3) « Interim Messalina Lucullianis in hortis prolatare vitam, etc. » Tacite, *Ann.*, lib. XI, cap. XXXVII. — « Igitur Messalina Lucullianos in hortos, Silius dissimulando metu, ad munia fori digrediuntur. » *Id. ibid.*, cap. XXXII.

Nous avons à examiner maintenant une inscription qui a été d'abord publiée par Muratori (1). Elle a été ensuite reproduite par M. Henzen, après une soigneuse révision et correction. Elle contient les fastes d'un collége d'esclaves et d'affranchis d'Antium. Il n'y a aucun intérêt à donner ici cette longue inscription tout entière. J'en copie seulement les trois lignes qui contiennent les noms de médecins avec leurs dates consulaires, renvoyant le lecteur pour le surplus au supplément du recueil d'Orelli par M. Hensen, où l'inscription porte le n° 6445.

N° 30.

Douzième ligne : ONESIMVS. MEDIC... ad ann. post Christus 39.
Sixième avant-dernière ligne : AGA HOPVS ON.. .MEDIC... ad ann. post Chr. 51.
Avant-dernière ligne : DIVAE. AVGVSTAE. L. MED... *id. id.*

Onesimus, medic(us). — Aga(t)hopus, On....., medi(cus).
— .... Divæ Augustæ l(ibertus), med(icus).

Voilà bien trois médecins attachés à ce collége ou à cette famille d'esclaves et d'affranchis. L'inscription suivante appartient également à un médecin esclave, sans autre désignation. Mais il est évident qu'il doit entrer dans la catégorie de ceux qui étaient employés à donner leurs soins à une famille servile urbaine ou rustique.

(1) *Novus thesaurus vet. inscript.*, p. 303, 3.

N° 31.

PHAEBIANO
SER
MEDICO
FABIANVS
COS

Bertoli, *Le antichità d'Aquileia*, p. 307. Venezia, 1739, in-folio. — Orelli, 2792. Aquileiæ. — Muratori, p. 318, 3.

Phæbiano ser(vo), medico, Fabianus co(n)s(ervus).
« A Phæbianus, esclave médecin ; Fabianus son co-esclave. »

Je ne m'arrêterai pas à discuter la lecture COS = *conservus* que plusieurs auteurs, et entr'autres Bertoli, ont voulu lire *consul*. Cette lecture est manifeste, selon moi. Ceux qui conserveraient quelques doutes pourront recourir à la note dont Orelli a fait suivre la reproduction de l'inscription ; elle me paraît absolument convaincante en faveur de la lecture *conservus* signifiant co-esclave.

Ces diverses inscriptions jointes aux textes des auteurs que j'ai reproduits ne peuvent, je crois, laisser aucun doute sur l'assistance médicale dans les familles serviles des maisons urbaines et rustiques dont le service exigeait un personnel un tant soit peu considérable. On peut même affirmer sans témérité que, en général, les médecins esclaves étaient achetés en vue de cette assistance tout à fait nécessaire. Mais pour compléter cette démonstration, je vais reproduire une très-intéressante inscription, qui a été publiée pour la première fois, si je ne m'abuse, par M. Desjardins, et reproduite par M. Henzen, dans le supplément d'Orelli.

Il s'agit dans ce document d'un esclave de l'empereur Tibère, que celui-ci avait élevé à la position très-importante de dispensateur du fisc, dans la province de Lyon, en Gaule. Cette fonction exigeait nécessairement un assez nombreux personnel d'employés esclaves, tels que copistes, secrétaires, commis, et de domestiques ou gens de service personnel et d'intérieur; en un mot, il fallait au dispensateur du fisc toute une petite fraction administrative groupée autour de lui, tant pour l'aider dans ses fonctions que pour faire son service particulier, ce qui le constituait, lui esclave, maître à son tour, car il y avait dans l'organisation sociale de l'esclavage romain, sous le nom de *vicarii*, des esclaves d'esclaves. Ce sont seize de ces derniers qui ont consacré l'inscription suivante à leur maître, esclave comme eux.

N° 32.

MVSICO. TI. CAES. AVGVST
SCVRRANO. DISP. AD. FISCVM. GALLICVM
PROVINCIAE. LVGDVNENSIS
EX. VICARIS. EIVS. QVI. CVM. EO. ROMAE. CVM
DECESSIT. FVERVNT. BENEMERITO

VENVSTVS. NEGOT	AGA[T]HOPVS. MEDIC	FACILIS. PEDISEQ
DECIMIANVS. SVMP	EPAPHRA. ABARGEN[T]	ANTHVS. AB. ARG
DICAEVS. AMANV	PRIMIO. AB. VESTE	HEDVLVS. CVBICV
MVTATVS AMANV	COMMVNIS. A. CVBIC	FIRMVS COCVS
CRETICVS. AMANV	POTHVS. PEDISEQ	SECVNDA
	[T]TASVS. COCVS	

M. Henzen, 6651. Romæ, in columbario prope portam D. Sebastiani. Dedit Desjardins; ipse vidi, neque tamen exscribere liquit.

Musico, Ti(berii) Cæs(aris) Augusti (servus), Scurrano, disp(ensatori) ad fiscum Gallicum provinciæ Lugdunensis. Ex vicariis ejus qui cum eo Romæ, cum decessit fuerunt, bene merito.
Venustus, negot(iator). — Decimianus, sump(tuarius). — Dicæus, a manu. — Mutatus, a manu. — Creticus, a manu. — Agathopus, medic(us). — Epaphra, ab argent(o). — Primio, ab veste. — Communis, a cubic(ulo). — Pothus, pediseq(uus). — Thasus, cocus. — Facilis, pediseq(uus). — Authus, ab arg(ento). — Hedulus, cubicu(larius). — Firmus, cocus. — Secunda,.... (1).

Nous avons donc dans cette inscription un esclave *Musicus Scurranus*, à qui l'empereur, son maître, avait confié une importante fonction, celle de caissier-payeur. Au premier abord on peut s'étonner de voir un esclave occuper un poste aussi considérable, mais l'étonnement cesse quand on acquiert la certitude qu'il en était toujours ainsi, et que c'est par des exceptions très-rares que les inscriptions nous fournissent quelques exemples de dispensateurs affranchis (2), seulement un exemple de dispensateur de naissance ingénue (3), et encore ces exemples auraient besoin de passer au crible d'une critique éclairée pour être acceptés sans réserve. Il y avait donc de bonnes raisons pour que cette fonc-

(1) « A Musicus Scurranus, esclave de Tibère Cæsar Auguste, dispensateur du fisc en Gaule, dans la province de Lyon ; ceux de ses vicaires qui se trouvaient avec lui à Rome lorsqu'il mourut, à leur maître bien méritant. Venustus, homme d'affaires (?) — Decimianus, intendant (?) — Dicæus, secrétaire. — Mutatus, secrétaire. — Creticus, secrétaire. — Agathopus, médecin. — Epaphra, argentier. — Primius, valet de la garde-robe. — Communis, valet de chambre. — Pothus, valet de pied. — Thasus, cuisinier. — Facilis, valet de pied. — Authus, argentier. — Hedulus, valet de chambre. — Firmus, cuisinier. — Secunda.... »

(2) *Inscriptio apud Doni*, cl. 17, n° 17.

(3) *Inscriptio apud Muratori*, p. 907, 8.

tion fût toujours donnée à des esclaves, et une des principales paraît avoir été qu'on voulait se ménager la facilité de mettre à la question les dispensateurs, s'ils étaient soupçonnés d'infidélités.

Quoi qu'il en soit, ces places étaient lucratives, puisqu'un dispensateur de la guerre d'Arménie racheta sa liberté en payant à l'empereur Néron treize millions de sesterces (1). Il était donc naturel que notre *Musicus Scurranus* voyageât, comme on le voit dans notre inscription, avec tout le confortable et même avec le luxe d'un grand seigneur. Il avait à son service des vicaires en grand nombre, car les seize esclaves qui l'accompagnent lors de son voyage à Rome, constatent eux-mêmes dans leur dédicace, qu'il en avait bien d'autres à sa disposition, ce qui suppose un train de maison très-considérable.

Parmi eux se trouve un des médecins de la famille servile. Celui-ci a suivi son maître, mais il est extrêmement probable qu'il en est resté d'autres pour le service médical des gens de la maison qui n'ont pas fait le voyage de Rome avec le fonctionnaire. On peut distinguer dans cette inscription les vicaires qui aidaient le maître dans ses fonctions officielles et ceux qui faisaient partie de son service personnel. Ajoutons que dans cette organisation de l'esclavage romain, il y avait des degrés dans le vicariat. Il existait, en effet, des vicaires de vicaires (2). Les titres d'esclave ordinaire et de vicaire sont soigneusement distingués dans les textes et dans les inscriptions, parce que les uns étaient

(1) Pline, *Hist. natur.*, lib. VII, cap. XL, 39.

(2) Voyez Marini, *Frat. arval.*, p. 775, et Gruter, p. 579, 10.

dans la dépendance des autres et faisaient partie de leur pécule (1), de sorte que les vicaires appartenaient réellement, dans la mesure du pécule, aux esclaves qu'ils servaient. La position du médecin Agathopus est donc plus infime et plus misérable encore que toutes celles de médecin que nous avons vues jusqu'ici, puisqu'il faisait partie du pécule de Musicus. Mais quelque basse et ignoble que fût cette position, ce qu'il importe pour le moment de bien faire remarquer, c'est que Agathopus était médecin attaché à la famille servile, dont le chef et maître était Musicus Scurranus, dispensateur du fisc de la province de Lyon, en Gaule.

Il est manifeste que tout médecin tombé dans l'esclavage était acheté par un maître à cause de ses connaissances médicales et dans l'intention d'en tirer parti tant pour lui-même que pour sa famille, libre ou servile. Ces médecins étaient donc les véritables *medici domestici* qui n'exerçaient point leur art en dehors de la famille dont ils faisaient partie, et qui ne pouvaient tirer pour eux-mêmes aucun lucre de leur profession. Par conséquent, tous les médecins esclaves signalés dans les écrivains et dans les recueils épigraphiques doivent naturellement venir se ranger ici pour témoigner de l'assistance médicale dans les familles serviles. Je pense qu'il ne peut rester aucun doute à ce sujet après les textes que je viens d'analyser.

(1) Voyez Muratori, *Inscript.*, p. 902, 5. — « Sicut ipsi vicarii sunt in peculio, ita etiam peculia eorum; et id quidem quod mihi dominus eorum, id est ordinarius servus, debet, etiam ex peculio eorum detrahetur.... etc. » Ulpien, *Digeste*, XV, 1, 17.

CHAPITRE VI.

DES MÉDECINS DANS LES ASSOCIATIONS D'ARTISANS.

Pour avoir une notion à peu près complète de l'assistance médicale dans les classes laborieuses de la société romaine, il me reste à la rechercher parmi les artisans et les ouvriers libres : je veux dire libres de naissance ou entièrement affranchis et n'ayant non plus aucune attache avec une administration ou une entreprise quelconque soit publique, soit particulière. Les ouvrages qui nous restent des auteurs anciens ne nous apprennent absolument rien à cet égard, et ce sont encore les documents épigraphiques qui nous fournissent les moyens de jeter quelque lumière sur ce sujet obscur.

Cependant, quand on considère le développement considérable que le droit d'association avait pris à Rome dans tous les rangs de la société, on se demande de suite dans quel but les associations de toutes espèces s'y étaient multipliées ? à quels besoins elles pouvaient répondre ? quelles exigences légitimes elles devaient satisfaire ? En réfléchissant à ces questions qui se présentent d'elles-mêmes à l'esprit, on arrive naturellement à conjecturer que dans les classes élevées, elles répondaient à ce besoin de communication, d'échange de pensées qui caractérise l'espèce humaine, ainsi qu'à cet esprit de corporations qui était extrêmement développé chez les Romains; que dans les classes pauvres les associations étaient appelées à satisfaire à l'aide de la mutualité et de la solidarité, des besoins impérieux que les individus isolés étaient dans l'impuissance absolue de contenter. C'est donc dans ces colléges, sodalités ou hétairies, que nous devons chercher l'assistance médicale pour les artisans, ouvriers et prolétaires isolés et trop pauvres pour se procurer en dehors d'une association de secours toutes les choses dont ils avaient besoin.

Malgré les recherches dont ces associations à Rome ont été l'objet, leur histoire laisse cependant beaucoup à désirer et c'est un sujet très-digne de tenter un érudit; car en l'approfondissant, on y découvrirait bien des détails d'administration et de vie intérieure qui ne sont point connus. Celui qui entreprendrait ce travail y trouverait d'amples dédommagements à ses peines, même après le mémoire de M. Mommsen (1) qui, d'ailleurs, déclare lui-même qu'il reste une riche moisson à recueillir et que le sujet a ses racines dans la société romaine tout entière (2).

Le principe de l'association fut pratiqué sans aucune entrave à Rome jusque vers l'année 686, sous le consulat de L. Cæcilius et de Q. Martius, où un sénatus-consulte y apporta de grandes restrictions, en abolissant un certain nombre de colléges ou hétairies. C'est

(1) *De collegiis et sodaliciis roman.* Kiliæ, 1843.

(2) « Rem sodaliciariam nova explicatione indigere æqui judices haud negabunt.... ita radices agit in totam rem romanam. » (*Ibid.*, p. 128.)

à cette loi que Cicéron fait allusion quand il dit que « non-seulement les colléges que le Sénat avait supprimés furent rétablis, mais qu'on en forma une infinité d'autres pour n'y faire entrer que des hommes de la lie du peuple ou des esclaves (1). » Ce texte prouve aussi que le sénatus-consulte tomba bien vite en désuétude.

Jusqu'à l'époque des guerres civiles, ces associations ou colléges ne s'étaient point mêlées à la politique, c'est seulement vers le temps de Marius et de Sylla que l'on commence à les voir intervenir dans les tumultes et dans les émeutes ; et depuis lors cette intervention devint de plus en plus fréquente jusqu'au moment où la *loi Julia* les abolit (ann. urb. 690) à l'exception de celles qui existaient depuis une haute antiquité (2). Cette loi Julia est restée célèbre dans l'histoire des associations, et les écrivains anciens en parlent fréquemment. Une seule inscription pourtant en fait mention jusqu'à présent; c'est celle du collége des musiciens trouvée dans un *columbarium* hors la porte Capène à Rome (3).

Cependant l'esprit d'association était tellement dans les mœurs et dans les habitudes, comme dans les besoins de la société romaine, que malgré la loi Julia, les colléges et hétairies se formèrent de nouveau, si bien que l'empereur Auguste dut porter un nouvel

(1) « Collegia, non ea solum quæ senatus sustulerat restituta sunt, sed innumerabilia quædam nova, ex omni fæce urbis ac servitio, concitata. » (*In Calpurnium Pisonem oratio.* IV.)

(2) Suétone, *Julius Cæsar*, cap. XLII. « Cuncta collegia, præter antiquitus constituta, distraxit. »

(3) M. Henzen, nº 6097.

édit pour les réprimer (1). Cette fois l'interdiction fut efficace en ce sens que, ou les associations devinrent secrètes, ou elles durent obtenir une autorisation spéciale pour se réunir. Mais il est positif, malgré tout, que ces édits furent souvent enfreints, et qu'il y eut des sociétés secrètes, c'est-à-dire non autorisées. Tacite en fournit un exemple formel : il raconte en effet qu'à Pompéi, où il s'éleva une rixe pendant un spectacle de gladiateurs, « on supprima les associations formées au mépris des lois (2). » La correspondance de Pline et de Trajan fait voir combien le gouvernement redoutait ces associations et comme il répugnait à les autoriser (3). Toutefois, plus tard, la plupart des associations et corporations ouvrières furent assujetties à des services publics obligatoires et finirent par tomber entièrement sous l'oppression administrative. Il faut lire dans l'histoire de l'esclavage par M. Wallon (4), la dégénération progressive de ces colléges et leur asservissement ou leur absorption par le gouvernement.

Il est fort difficile d'établir des distinctions précises entre les diverses associations désignées sous le nom général de colléges. Cependant les textes me paraissent autoriser les divisions suivantes : 1° Il y avait des confréries ou congrégations religieuses ; 2° Il y avait des réunions ayant quelque analogie avec nos cercles, nos salons de conversation et de conférences, ou nos sociétés litté-

(1) Suétone, *Octav. August.*, cap. XXXII.

(2) « Collegiaque, quæ contra leges instituerant, dissoluta. » Tacite, *Ann.*, lib. XIV, cap. XVII.

(3) Pline le Jeune, *Epistol.*, lib. X, 42, 43 et 94.

(4) Tom. III, partie III, ch. IV, V et VI.

raires et autres ; elles portaient plus particulièrement le nom de *schola ;* c'est ainsi que l'on a trouvé à Rome la *schola medicorum* (1) et à Bénévent le *collegium medicorum* (2). On appelait surtout *schola* le lieu où les associés se réunissaient. 3° Il y avait les colléges ou associations d'artisans et d'ouvriers, indépendamment des corporations instituées par Numa. Je n'entends parler ici que des associations licites ou autorisées et j'omets à dessein les hétairies prohibées et secrètes.

Ces dernières associations ou colléges d'artisans semblent avoir été essentiellement des sociétés de secours mutuels. En effet, elles avaient pour objet principal d'assurer une sépulture honorable aux associés et de leur éviter par conséquent la redoutable inhumation dans les *Puticuli*, ces fosses communes des Romains malheureux. Elles procuraient en outre aux artisans associés d'autres avantages. Comme les sodalités dont ils faisaient partie, d'une part recevaient d'eux une cotisation mensuelle (3) et d'autre part avaient le droit de posséder et de recevoir des legs, elles devenaient plus ou moins riches et assistaient les individus dans les besoins pressants. Elles défendaient les associés

(1) Elle était sur le mont Esquilin ; et ses salles étaient ornées de tableaux et de marbres nombreux dont on a pu voir et apprécier des restes dans les ruines de cette *schola*, qui se voyaient encore très-belles au XVIe siècle. Il existe encore actuellement à Rome, dans la villa Albani, une mosaïque qui est désignée sous le titre de *Scuola dei Medici*. (Gori, *Descript. columb.* — Conf. Gruter, p. 632, 4, et Orelli, 3244.)

(2) Voyez Orelli, 4132 et 4433.

(3) Henzen, 6085 et 6086. — *Digeste*, lib. XLVII, 22, 1. « Permittitur tenuioribus stipem menstruam conferre, etc. » Marcianus.

dans les procès qui leur étaient injustement intentés; elles avaient des patrons puissants qui protégeaient leurs membres, mais qui ramenaient à l'ordre et qui punissaient même les paresseux et les vicieux. Enfin elles s'attachaient des médecins qui soignaient les malades ; et c'est cette assistance médicale que je veux principalement faire ressortir ici. Pour tous les autres faits relatifs aux associations, comme aussi pour ceux que je viens de résumer en partie, je renvoie le lecteur aux divers recueils épigraphiques et au mémoire déjà cité de M. Mommsen (1).

J'ajouterai que si, à Rome , le travail manuel fut considéré comme ignoble et servile, à l'exception du travail agricole, et si les artisans et les mercenaires furent méprisés, cependant le travail libre n'y disparut jamais et se fit à toutes les époques de l'histoire romaine une place plus ou moins large à côté de l'esclavage. Il alla même en se développant progressivement, ainsi que le démontre M. Wallon (2); et l'état lui-même, malgré le grand nombre des esclaves publics, dut souvent confier ses travaux aux diverses corporations d'ouvriers libres.

C'est donc dans le sein de ces associations que les artisans de condition libre se procuraient des ressources contre les nécessités et les exigences de leur vie pénible, laborieuse et difficile. C'est là qu'ils trouvaient la satisfaction légitime des besoins impérieux de l'existence et la protection efficace contre les passions et les injustices

(1) Voir aussi : *Essai sur Marc-Aurèle*, par Noël Des Vergers, note, p. 107, et Orelli, 4136.

(2) *Hist. de l'esclavage*, tom. III, ch. III et suiv.

des puissants. La misère et l'abjection devaient être sans doute le partage des artisans isolés, s'il en restait quelques-uns, ce qui devait être une rare exception; car les avantages de ces sodalités étaient tellement appréciés que les esclaves mêmes étaient appelés à en profiter, pourvu que les maîtres voulussent bien le leur permettre (1).

Pour démontrer que l'assistance médicale était un des principaux avantages des associations d'artisans, comme d'ailleurs il est naturel de le conjecturer d'après ce que nous savons de ces sodalités, je n'ai rien trouvé d'explicite, à la vérité, dans les écrivains de l'antiquité; mais l'épigraphie va suppléer ici, comme à l'ordinaire, au silence des auteurs. J'ai rencontré en effet dans les recueils, deux inscriptions qui donnent les noms et mentionnent la présence des médecins au sein des sociétés d'artisans réunis pour se secourir et s'entr'aider par la mutualité. Malgré leur petit nombre, ces documents me paraissent suffisants pour établir d'une manière indubitable que l'assistance médicale était en activité dans ces associations et qu'elle devait en être un des objets principaux, la santé étant en effet le bien le plus précieux à l'homme obligé de travailler pour vivre. La première de ces inscriptions a été publiée par Muratori et reproduite en partie par Orelli.

(1) *Digeste*, lib. XLVII, 22, 3, § 2 : « Servos quoque licet in collegium tenuiorum recipere, volentibus dominis, etc. » (Marcianus).

N° 33.

NOMINA. COLLEGI. FABRVM. ILIC

PATRONI

Suivent ici quinze noms dont le dernier est ainsi conçu :

NVMISIVS. TACITVS. PATER. COLLEGI

BISELLEARIVS.

DECVRIONES

A. OCTAVIVS. FAVSTVS. TI..........

L. ANNIVS. FAVSTVS

M. VIPSANIVS. POLYBIVS. TI.........

M LIVIVS. APTVS. M......... ....

P. AQVILLIVS. SOTERICHVS. SE.........

Q.........

SEX.........

P.........

T. FLAVIVS. PROCVLVS. C.

Q. ALBATIVS. CORINTHVS. HARVSPEX. T. C

Q. ALBATIVS. VERNA. SCRIBA. M.

L. TETTIVS. GLYCON. MEDICVS. C. IVL.

L. TETTIVS. APOLLONIVS. MEDICVS. C. C.

C. IVSTVS. ITALICVS. S. P............

C. IVLIVS. MATHO S................

Muratori, p. 522, 1. — Sarzanæ in ædibus Griffiorum. — Orelli, 4055.
Sur un autre fragment de pierre se trouvent vingt-huit noms qui sont sans doute ceux de différents membres du collége. — La pierre est brisée à la fin des lignes, selon les indications de Muratori.

Plusieurs auteurs, et Muratori entr'autres, pensent que l'antique *Portus ilicensis* était à la place de la ville moderne de *Lerici*, près de Sarzana, sur le golfe de la Spezzia.

Cette association d'ouvriers avait quinze patrons dont l'un, Numisius Tacitus, était appelé père du collége et avait les honneurs du *Bisellium*, c'est-à-dire d'un siége honorifique et particulier. Tout le monde sait que l'institution du patronat eut une existence très-étendue et très-active dans le monde romain. Non-seulement les particuliers, mais aussi les villes et les provinces avaient des patrons. Il était donc tout naturel, et d'ailleurs nécessaire que les associations composées d'artisans en eussent aussi, car elles avaient plus que d'autres besoin de protecteurs et d'appuis. Le patron Numisius Tacitus, honoré du titre de père et du *Bisellium*, était sans aucun doute un bienfaiteur de la société et l'un de ceux qui lui avaient rendu le plus de services.

Bien que un haruspice, un secrétaire et deux médecins semblent mis dans l'inscription sur la même liste que les décurions du collége, et toutefois avec un interruption équivalente à trois lignes, je suis porté à croire qu'ils n'étaient pas véritablement des décurions, puisque leur qualification particulière est ajoutée à leur nom, ce qui n'a pas lieu pour les autres. Mais décurions ou non, il est évident qu'ils n'appartiennent à l'association qu'en vertu de leur titre et de leurs fonctions. On ne peut pas comprendre autrement leur introduction dans une société d'ouvriers ou d'artisans. Jamais, en effet, les médecins, les haruspices et les hommes de bureau n'ont pu appartenir comme tels à un collége, à moins d'en avoir été patrons, ce qui n'a pas lieu ici. Au contraire, il est tout naturel de voir dans une pareille association un haruspice dont les fonctions étaient religieuses, des médecins dont les soins étaient précieux pour ces travailleurs et un secrétaire pour tenir les écritures. Il faut donc nécessairement conclure de leur présence dans une sodalité de ce genre, qu'ils y étaient pour exercer leur profession et y pratiquer leur art au profit des membres qui la composaient.

Le nombre des associés dans ces colléges était parfois limité, mais plus souvent illimité. Je pense que les artisans de *Portus ilicensis* qui composaient la société mentionnée dans notre inscription, se trouvaient dans ce dernier cas. Leurs noms avaient été inscrits sur le monument où se trouvait la liste que je viens de reproduire; mais le temps n'en a laissé subsister qu'un petit nombre. Toutefois, la présence de deux médecins fait présumer que le personnel était assez nombreux et qu'il exigeait une assistance médicale incessante et active.

La seconde inscription se trouve dans le recueil de Gori; et, en constatant également la présence d'un médecin dans un collége d'artisans, elle lui donne une physionomie un peu différente de celle que nous venons de voir.

N° 34.

D. M
L. VAFRI
NICEPHORI
MEDICO. PA
TRON. C. C. M. S
FLAVIA. PIERIS
MARITO.OPTVMO
ET.SIBI.VIVA
POSVIT

Gori, *Inscript. antiq.*, t. II, 350. — Apud Sassinam.

D(iis) m(anibus) L(ucii) Vafri Nicephori ; medico patron(o) c(ollegii) c(entonariorum) m(unicipii) s(assinatium). Flavia Pieris, marito optumo et sibi, viva posuit (1).

(1) « Aux dieux mânes de Lucius Vafer Nicéphore. Au médecin, pa-

Je ne crois pas que cette lecture avec le complément des sigles C. C. M. S puisse donner lieu à de sérieuses objections. L'endroit où l'inscription a été trouvée indique sans aucun doute qu'il s'agit bien ici du municipe de Sassina, qui est d'ailleurs connu par d'autres inscriptions (1). Quant au *collegium centonariorum*, je considère aussi sa désignation comme certaine : le mot *patrono* qui précède ne peut s'appliquer, dans cet endroit, qu'à un collége; et il ne manque pas d'autres exemples de corporations de *centonarii* dans les recueils épigraphiques.

Je n'ai point à rechercher ici ce qu'étaient précisément les *centonarii* dont il y avait probablement plusieurs espèces. Il résulte de textes pris dans différents auteurs, que l'on appelait surtout ainsi les ouvriers en couture qui faisaient des vêtements d'étoffe grossière ou qui cousaient ensemble les vieux morceaux d'étoffe afin d'en confectionner soit des habillements de travail, soit des couvertures, soit des chiffons pour prévenir ou éteindre les incendies, amortir les coups des machines de siége ou abriter les soldats (2). Les marchands qui

tron du collége des ouvriers en couture du municipe de Sassina. Flavia Pieris a fait, pendant sa vie, (ce tombeau) pour son mari très-bon et pour elle-même. »

(1) Orelli, 2220 et 4404. — Henzen, 5124 et 6686.

(2) Columelle, *De re rustica*, lib. I, cap. VIII : « Vestitam familiam magis utiliter quam delicate habeat, munitamque a vento, frigore, pluvia; quæ cuncta prohibentur pellibus manicatis, centonibus confectis vel sagis cucullis. » — Caton, *De re rustica*, cap. LIX : « Quoties cuique tunicam aut sagum dabis, prius veterem accipito unde centones fiant. » — Juvénal, *Sat. VI*, v. 121 : « Intravit calidum veteri centone lupanar. » — Muratori, *Inscript.*, p. 946, 1 : TI. CLAUDIUS || TI. L. || SYNTROPHUS || VESTIARIUS || CENTONARIUS || H. S. E. —

vendaient ces sortes de choses étaient également appelés *centonarii*. On comprend que tous ces objets dont la plupart étaient de première nécessité fussent aussi d'un commerce très-important chez les Romains; et de fait, ceux qui les fabriquaient et qui en trafiquaient étaient fort nombreux et formaient des corporations dont il est souvent question dans les documents anciens qui nous restent.

Tous ces faits et ces observations me paraissent justifier complétement la lecture des sigles C. C. dans notre inscription par *collegium centonariorum*. Ces mêmes sigles sont lus de la même manière par Orelli et par Marini dans d'autres inscriptions (1).

Nous avons donc de nouveau ici la désignation d'un collége ou d'une corporation d'artisans, dans laquelle nous trouvons encore un titre de médecin, accompagné cette fois de celui de patron de la société. Ce dernier titre fait penser que Vafer Nicéphore faisait partie de l'association, sans doute à titre de membre honoraire. Mais en était-il le médecin? Rien, dira-t-on, ne le prouve dans notre inscription. Cela est vrai, quoique le rapprochement des deux titres *medico* et *patrono*, mis au même cas, semble bien devoir rattacher également au collége les deux qualifications. Toutefois, sans m'arrêter à cette induction, je dirai que pour quiconque a quelque expérience de la pratique médicale, il ne peut y avoir aucun doute sur ce fait : Nicéphore était médecin de la société. En effet, jamais un médecin, qu'il le veuille ou non, ne peut en présence des malades se dépouiller de sa qualité. Il sera consulté même malgré lui ; et s'il fait partie d'une association où l'on aura besoin de ses avis

(1) Orelli, 4134. — Marini, *Atti frat arval.*, p. 305, 1.

ou de ses soins médicaux, on peut être certain qu'il sera obligé de les donner. Cela est vrai, à plus forte raison d'un collége d'artisans où se trouve un médecin.

A mon sens donc, Nicéphore était doublement attaché au collége des *Centonarii*. Ses deux titres de médecin et de patron concouraient, sans se confondre probablement, au même but qui était de se rendre utile à la corporation. Car si le patronat impliquait comme conséquence la protection due par le patron aux membres de la société, cette protection ne pouvait nullement exclure l'assistance non moins appréciée et non moins efficace du médecin et des secours si nécessaires qu'il pouvait, en cette qualité, donner aux associés. Il est possible qu'en raison de son patronat, il fût, vis-à-vis de l'association, dans une position différente de celle des deux médecins de l'inscription précédente. Ainsi, il ne paraît pas dénué de toute vraisemblance qu'il donnât ses soins professionnels plus ou moins gratuitement aux membres du collége, tandis que les deux autres devaient certainement recevoir un traitement ou des honoraires.

Il est bien entendu que je ne présente cette dernière opinion que comme une conjecture qui vient naturellement à l'esprit, à cause du double titre de médecin et de patron ; mais surtout que je suis loin d'attacher à cette gratuité le sens de pur désintéressement que nous lui attribuons aujourd'hui. Le patronat romain, en effet, ne pouvait être considéré comme tout à fait gratuit. Il entraînait des obligations réciproques et relatives à la situation du protecteur et à celle du protégé.

Ce que je tiens à mettre en relief et ce qui est l'objet propre de cette étude, c'est le fait de l'assistance médicale dans les associations d'ouvriers libres. Sans doute dans ces corporations romaines, de même que dans celles qui existaient chez nous avant 1789 et qui dérivaient des premières, il y avait des gens aisés et même riches, qui, en tous cas, pouvaient rétribuer eux-mêmes les secours médicaux dont ils avaient besoin. Mais tous, à beaucoup près, n'étaient pas dans ce cas ; et, en outre, l'économie la plus vulgaire indiquait que les soins médicaux étaient moins coûteux à des gens associés qu'à des individus isolés. Aussi les corporations de métiers en France avaient-elles également des médecins auxquels elles payaient un traitement ou plutôt un abonnement pour les attacher au service de leurs membres, comme le font encore aujourd'hui nos sociétés de secours mutuels et autres. D'après les faits que j'ai produits et les considérations que j'y ai ajoutées, je regarde comme certain qu'il en était de même dans la société romaine.

Je dois ajouter que, dans mon opinion, les collèges dits funéraires dont il nous reste de si nombreuses traces, n'avaient pas pour but unique de procurer à leurs membres une sépulture honorable. Ces associations qui se soutenaient à l'aide de cotisations mensuelles devaient certainement pourvoir dans la plupart des cas aux frais de maladies de leurs membres pauvres. Les faits et considérations qui précèdent ne peuvent guère laisser de doute à cet égard.

CHAPITRE VII.

DES SECOURS MÉDICAUX CHEZ LES INDIGENTS.

Après avoir recherché l'existence et étudié le fonctionnement de l'assistance médicale dans presque tous les rangs des classes nécessiteuses, mais actives et adonnées au travail, il me reste à dire quelques mots des indigents hors d'état de travailler et des mendiants qui furent toujours en très-grande quantité dans la ville de Rome et dans le reste de l'empire. Cette étude nous conduira jusqu'à la fondation du premier hôpital ou refuge pour les malades indigents, fondation qui appartient exclusivement à la mise en pratique du principe et du sentiment chrétiens.

Les recherches multipliées des auteurs et notamment celles de Percy et Wuillaume (1), auxquels on doit joindre Mongez (2), paraissent avoir démontré sans conteste que dans aucun temps et chez aucun peuple, il n'a existé rien de semblable à un hôpital public avant la fin du IVe siècle de l'ère chrétienne ; du moins aucun document authentique n'en parle et n'en fait même pres-

(1) *Établissements publics des anciens en faveur des indigents, des enfants orphelins ou abandonnés, des malades ou militaires blessés.* Paris, 1813, in-8°.

(2) Mémoire publié à la suite du précédent.

sentir l'idée. Les indigents et les mendiants n'avaient d'autres recours dans leurs maladies que d'aller chercher un refuge dans les temples d'Esculape. On sait qu'il en existait un célèbre dans l'île du Tibre et que des malades y trouvaient asile (1). On abandonnait aussi dans cette île les esclaves malades que les maîtres ne voulaient pas garder chez eux (2). Mais ce n'était point l'intervention médicale que l'on venait chercher et que l'on trouvait dans ces temples. Les moyens religieux et surnaturels y étaient seuls employés, au moins à Rome, comme on peut s'en convaincre en lisant les *ex voto* inscrits sur les pierres du temple d'Esculape, et qui nous ont été conservés (3). En effet, c'est au dieu que le malade s'adresse, et c'est le dieu qui répond en prescrivant les remèdes. Il n'y a donc point là de traces d'une véritable assistance médicale.

Il est probable que quelques mendiants trouvaient le moyen de s'affilier à des colléges ou à des associations, en payant la cotisation mensuelle exigée. Car on sait du reste que la mendicité ne résultait pas toujours du besoin et que les mendiants n'étaient pas tous de vrais indigents. Elle était assez souvent, comme elle est encore aujourd'hui quelquefois, une sorte de profession, une vraie spéculation. On peut même dire que sous

(1) Migrare certum 'st jam nunc e fano foras,
Quando Æsculapi ita sentio sententiam,
Ut qui me nihili faciat, nec salvom velit.
PLAUTE, *Curculio*, act. II, sc. 1.

(2) « Quem quidem ægra et affecta mancipia in insulam Æsculapii, tædio medendi, exponerent, etc. » Suétone, *Claudius*, cap. XXV.

(3) Voyez Smetius, *Inscrip. antiq.*, p. 29, 1.

l'Empire la mendicité était dans les mœurs romaines, et je ne serais pas étonné que beaucoup de mendiants eussent pris leurs précautions pour avoir droit, à un titre quelconque, à des secours médicaux et à une sépulture honorable.

Toutefois, ce qui est beaucoup plus certain, c'est que l'influence douce et pénétrante du christianisme se fit sentir de bonne heure, même sur les payens, comme il est possible de le constater dans les écrits qu'ils nous ont laissés et surtout dans quelques-uns de ceux de l'école stoïcienne. Le précepte de se secourir les uns les autres était rigoureusement mis en pratique par les chrétiens dont le nombre augmentait de jour en jour. Saint Justin dit dans son apologie que l'on prenait soin des veuves et des orphelins, que l'on secourait les malades, les indigents, les prisonniers et les étrangers, en un mot tous ceux qui étaient dans le besoin, et évidemment le secours médical ne pouvait être négligé. Nous savons par les lettres de Pline que dans son gouvernement de Bithynie on s'associait pour soulager les pauvres, « *ad sustinendam tenuiorum inopiam,* » trouve-t-on dans une des lettres (1); et quoique cela ne soit pas dit d'une manière explicite, il est tout à fait vraisemblable qu'il s'agit dans cet endroit d'une hétairie de chrétiens; car la Bithynie, et c'est Pline qui nous l'affirme (2), en était remplie, et les temples payens étaient presque déserts.

Je crois qu'il est impossible d'admettre que les exemples donnés par les chrétiens et que cette pratique

(1) Pline le Jeune, *Epist.*, lib. X, epist. 94.

(2) *Id.*, *ibid.*, epist. 97.

de la charité et de la fraternité humaine, n'aient pas eu une influence réelle et positive sur les mœurs et n'aient pas contribué à les adoucir et à attirer sur les malheureux une plus grande bienveillance. Cette influence n'était peut-être pas générale, mais elle rayonnait de chaque individu ou de chaque famille sur tous ceux qui l'entouraient, et s'infiltrait ainsi dans les masses en proportion du nombre et de l'importance de chacun de ces petits centres individuels.

Cependant, il ne faut rien exagérer ; et je ne crois pas qu'on puisse attribuer seulement à cette influence quelques faits de philanthropie que je dois rappeler ici. Et d'abord il est acquis à l'histoire que des villes de l'antiquité s'attachaient assez souvent des médecins et leur allouaient des traitements, en y ajoutant presque toujours quelques distinctions honorifiques. J'en ai cité un exemple remarquable dans mon mémoire sur *le service de santé militaire chez les Romains* (1). Un certain Ulpius Sporus se trouve désigné dans une inscription comme médecin salarié de la ville de Ferentinum. Or dans quel but les villes pouvaient-elles s'attacher des médecins ? C'était, a-t-on dit, pour leur faire honneur et pour les récompenser des services qu'elles en avaient reçus. Je pense qu'en effet c'était là un des motifs principaux de la distinction accordée à ces médecins. Mais il me paraît tout à fait probable que parmi ces services, les soins donnés aux indigents devaient être pour quelque chose.

J'ajoute encore que lorsqu'ils étaient devenus salariés d'une ville, il n'était guère possible pour eux de

(1) Ch. VIII, p. 81.

s'affranchir de précédents qui les engageaient, pas plus que de se dépouiller de ce sentiment si naturel aux médecins qui les porte à mettre volontiers les secours de leur art au service des pauvres malades. Ils se laissaient sans doute aller à ce sentiment sans qu'il fût besoin qu'on le leur imposât. La simple stimulation du point d'honneur et de la compassion devait suffire pour cela.

Si enfin l'on réfléchit que les indigents, lorsqu'ils sont un peu nombreux, deviennent une population exigeante, dangereuse pour la paix publique et redoutable pour la sécurité des gens aisés, on comprendra l'intérêt que pouvaient avoir les villes à porter secours à ces indigents et à ne pas les abandonner au désespoir pendant les maladies qui les affligeaient. Je suis donc tout à fait porté à croire que les médecins salariés des villes étaient la plupart du temps des médecins pour les pauvres de ces villes. Celui de Ferentinum dont je viens de parler vivait sous Trajan ; il n'est pas inutile de le faire remarquer en passant.

Un autre moyen d'assistance pour les indigents se rencontre dans une inscription que je vais reproduire, en la copiant dans le recueil d'Orelli. Elle constate un fait dont, à la vérité, nous n'avons pas d'autre exemple certain et authentique, mais que la vanité et le désir des distinctions devaient cependant faire répéter de temps en temps. Il s'agit de gens qui laissaient par testament des legs pour venir au secours des pauvres dans leurs maladies. A la vérité ces actes de bienfaisance, outre qu'ils étaient rares, avaient encore l'inconvénient de ne s'adresser qu'à un petit nombre de malheureux, dans des localités peu importantes. Ils n'auraient pu apporter de secours efficaces qu'en se généralisant, ce qui n'eut pas lieu. Voici le seul fait de ce genre que mes recherches m'aient fait découvrir.

N° 35.

L. APENTEIO
L. F. ZMARAGDO. AROM
AT. QVI. VASCVL. DVLCIAR
CCC. IT. HS. LX. TESTAM
REL. C. STATILIO. PRAGO
AROMAT. GENERO. SVO. VT
AEGR. INOP. COL. FEL LOR
PHARM. ET. MVLS. S. PR
EROG. PLEBS. VRBANA. LOR
V. BENIGNISS. B. M
F. E. D. D
Q. L. E. F.

Orelli, 114. — Ceri, *Gazetta di Milano*, 1826, n. 5 et 16.

L(ucio) Apenteio, L(ucii) f(ilio), Zmaragdo, aromat(ario), qui vascul(a) dulciar(um) trecenta, item sestertium sexaginta testam(ento) rel(iquit) C(aio) Statilio Prago, aromat(ario), genero suo, ut ægr(is) inop(ibus) col(oniæ) fel(icis) Lor(ii) pharm(aca) et muls(um) s(ine) pr(etio) erog(aret). Plebs urbana Lor(inensis) v(iro) benegniss(imo) b(ene) m(erenti).....

Cette inscription ne paraît pas présenter tous les caractères d'authenticité que l'on est en droit d'exiger pour ces sortes de documents. Ainsi on dit bien où elle a été découverte, mais on n'ajoute pas dans quel lieu elle est déposée et où il faudrait s'adresser pour en vérifier la lecture. Ensuite elle contient des abréviations que l'on n'a pas l'habitude de rencontrer dans les documents épigraphiques. Toutes ces remarques jettent une certaine incertitude sur la teneur de cette inscription dont la découverte est pourtant d'une date relativement récente. Tout en émettant ces doutes, et sous leur réserve expresse, je crois cependant devoir me servir de ce document intéressant.

Ainsi qu'on le voit, il y est question d'un épicier-pharmacien qui laisse par testament à son gendre, épicier comme lui, des sirops ou confiseries avec une somme d'argent destinés à fournir aux malades indigents de Lorium des remèdes et de la boisson miellée à titre gratuit. Le peuple de la ville lui en témoigne sa reconnaissance par l'érection d'un monument. Il est démontré par l'extrême rareté des textes qui les mentionnent que ces sortes de donations étaient tout à fait exceptionnelles et ne peuvent être comparées, sous ce rapport, avec ces autres donations assez fréquentes où des personnages riches fondaient ou réparaient des théâtres, des écoles, des fontaines, pour en doter des villes. Presque toutes d'ailleurs étaient des générosités intéressées et des actes de munificence où se laisse facilement deviner le désir qu'ont leurs auteurs de se signaler pendant leur vie, et d'être glorifiés après leur mort.

C'est aux faits rares et particuliers que je viens de mettre sous les yeux du lecteur que se bornent les secours donnés aux indigents dans leurs maladies. Leur examen attentif démontre en définitive très-clairement que ni les individus, ni les villes ou municipes, ni les provinces, ni l'État ne se croyaient tenus en aucune manière à l'assistance médicale des indigents ; et que si parfois des villes entretenaient des médecins, ou si des particuliers testaient en faveur des pauvres, c'était bien moins à des sentiments d'humanité et de philanthropie que les uns et les autres obéissaient qu'à des vues d'intérêt, d'ambition ou de vanité, et, en somme, il résulte de tout ce qui précède que l'assistance en général et celle de la médecine en particulier, manquaient à peu près totalement à ceux qui en auraient eu le plus grand besoin, c'est-à-dire aux enfants, aux vieillards, aux incurables, à tous ceux qui par une infirmité quelconque se trouvaient dans l'impossibilité de travailler.

Sans vouloir méconnaître les sentiments naturels à l'homme et gravés dans le cœur de tous, on peut affirmer cependant que la véritable médecine gratuite, c'est-à-dire celle qui a pour base et pour mobile la charité ou au moins le sentiment vif de l'amour de ses semblables, ne pouvait exister avec les principes qui régissaient les sociétés anciennes et avec les mœurs au milieu desquelles elles accomplissaient leurs évolutions, principes et mœurs qui se trouvent si énergiquement résumés, quoiqu'avec un peu d'exagération poétique, dans ce vers de Plaute :

Lupus est homo homini, non homo, quom, qualis sit, non gnovit (1).

Et ce que dit ici Plaute n'était point particulier à la société romaine ; c'était un sentiment universel dans toutes les sociétés antiques et quel que fût leur degré de civilisation. Pour toutes, l'indigent était un ennemi intérieur, comme l'étranger était un ennemi extérieur.

(1) *Asinaria*, act. II, scen. ultim., v. 478.

Nous possédons un document très-ancien qui exprime les pensées les plus élevées que puisse inspirer l'exercice de la profession médicale, c'est le serment d'Hippocrate. Tout ce que le sentiment le plus délicat de l'honneur, de l'équité, de la probité et de la générosité peut suggérer de noble et d'exquis dans l'âme humaine, y est imposé au médecin par l'engagement le plus solennel, au nom de ce qu'il y a de plus sacré. Et cependant on n'y trouve pas un mot qui se rapporte à la médecine gratuite en faveur des indigents! Le serment n'impose dans aucun cas au médecin, si ce n'est envers ses maîtres et ses proches, d'exercer gratuitement sa profession ; en un mot il n'est pas fait mention des pauvres dans le serment médical d'Hippocrate. On est confondu d'étonnement et de tristesse, en constatant une omission aussi pénible dans un document authentique qu'on a le droit de considérer comme le code moral de la profession médicale dans l'antiquité. Rien ne prouve mieux que ce fait, combien les hommes, même les plus éclairés et les meilleurs, même dans la société la plus avancée en civilisation et la plus douce de mœurs, étaient encore éloignés des sentiments de la philanthropie la plus élémentaire.

Il est impossible de ne pas conclure après cela que la fraternité humaine et surtout la charité étaient des vertus inconnues aux sociétés anciennes et absentes de l'humanité avant le christianisme; et ceci explique pourquoi il n'y eut absolument rien qui se rapportât de près ou de loin à un établissement en faveur des malades pauvres, et pourquoi aussi l'on trouve si peu de traces d'actes de bienfaisance même isolés propres à venir à leur secours chez les nations anciennes. C'est donc que la vraie fraternité et la vraie charité ne sont pas des sentiments humains, mais des choses divines jusqu'auxquelles l'homme ne pouvait pas s'élever par ses propres forces!

En effet, dès que sont arrivés à Rome les premiers chrétiens, il se fait un travail lent mais incessant, inconscient peut-être mais visible pour l'observateur, dans cette société assouvie de plaisirs et gorgée de l'or du monde entier. En quelques années, l'on rencontre des groupes nombreux d'hommes et de femmes, libres ou esclaves, qui s'engagent par serment, comme dit Pline (1), à ne commettre ni vol, ni adultère, à ne point manquer à leur parole et à ne point nier un dépôt. En même temps, on aperçoit des signes d'adoucissement dans les mœurs ; les livres des philosophes expriment des idées plus élevées, des sentiments de bienveillance inaccoutumés. Bientôt les maximes et les doctrines chrétiennes s'infiltrent jusque dans la famille même des empereurs, et portent autour du trône la mansuétude et l'esprit de charité. Les esclaves ne sont plus traités comme des choses et les lois mêmes s'adoucissent un peu pour eux, bien que dans une moindre proportion que les mœurs. Ainsi l'empereur Claude accorda la liberté aux esclaves abandonnés par leurs maîtres pour cause de maladies et d'infirmités (2). Partout on voit poindre des signes de cette fraternité semée comme une graine féconde et que rien ne peut étouffer, ni les édits, ni les persécutions, ni les supplices.

(1) *Epist.*, lib. X, epist. 97.

(2) Suétone, *Claudius*, cap. XXV.

A mesure que les nouvelles doctrines se répandent et que le nombre des chrétiens se multiplie, la mise en pratique des maximes de l'Évangile prend de l'extension, et les enseignements de l'exemple s'ajoutent à la diffusion des préceptes; l'exercice individuel de la charité ne pouvait rester caché à tous les yeux. Et comme les pasteurs chrétiens enjoignaient aux fidèles, au nom de la fraternité évangélique, de nourrir, de vêtir, de secourir les pauvres, les malades et les infirmes, il n'est pas douteux que le sort des indigents s'améliora progressivement; et il est probable qu'il se rencontra quelques médecins dévoués qui donnèrent gratuitement leurs soins aux pauvres. A la vérité, les chrétiens ne vivaient plus en commun comme les premiers disciples; mais tout en conservant leurs richesses, il est certain qu'ils se faisaient un devoir de contribuer aux repas en commun et de venir au secours des indigents et des infirmes.

C'est ainsi que tout se préparait par un travail ardent, mais humble et couvert, d'infiltration charitable dans les diverses couches sociales, à une rénovation complète des anciennes mœurs. Ce travail continu était arrivé au bout de trois siècles à changer entièrement les idées, les habitudes et le caractère général de la société, si bien que le christianisme put monter sur le trône avec Constantin sans aucune opposition sérieuse. Il est vrai que pendant que cette évolution s'accomplissait, les lois étaient toujours restées les mêmes, c'est-à-dire dures, sévères, impitoyables même, contre les esclaves et les misérables; mais elles avaient néanmoins été impuissantes à arrêter le mouvement qui allait finir par tout changer. Que sont, en effet, les lois sans les mœurs? L'expérience et l'étude approfondie des législations et des sociétés ne prouvent-elles pas également que quand les mœurs s'adoucissent, les lois trop sévères tombent en désuétude? C'est ainsi que l'on peut s'expliquer comment, dans le monde romain, on arriva sans trop de secousses à supprimer les spectacles sanglants et à abolir l'esclavage.

Il fallait cependant, pour en arriver là, que le changement des mœurs fût amplement généralisé. Mais auparavant, et comme préparation à ces grands renouvellements sociaux, on avait vu les églises avoir leurs pauvres et leurs refuges pour les voyageurs. Les efforts communs succédaient avec leur puissance aux efforts individuels. Bientôt une grande dame romaine du nom de Fabiola disposa une maison de campagne qu'elle possédait au voisinage de la ville, de manière à y recevoir des malades indigents. Elle les y soignait de ses propres mains et fournissait gratuitement tout ce qui leur était nécessaire. Saint Jérôme qui nous apprend ce fait si intéressant, s'exprime en ces termes : « *Prima omnium νοσοκομεῖον instituit in quo ægrotantes colligeret de plateis, et consumpta languoribus atque inedia miserorum membra foveret* (1). »

Ce fut le premier hôpital connu ; la date de son établissement est de l'an 380 ou 381. Le mot νοσοκομεῖον

(1) « La première de tous, elle institua un hôpital dans lequel elle rassemblait les malades qu'elle recueillait sur les places publiques ; et elle réchauffait les membres de ces misérables consumés par la maladie et par les privations. »

est employé ici pour la première fois par saint Jérôme (1) et approprié à l'institution créée par Fabiola. L'idée charitable réalisée par la création de cette *villa Languentium* fut promptement féconde et en peu d'années les hôpitaux se multiplièrent. C'est alors seulement que fut mise en activité d'une manière générale et publique l'assistance médicale des indigents malades. Jusqu'à ce moment il n'y avait eu que des efforts individuels et isolés; on trouve des traces de ces efforts dans quelques inscriptions chrétiennes et j'en donnerai un exemple seulement que je reproduis d'après Gruter, uniquement pour faire voir la différence radicale qui existe entre les sentiments qui y sont exprimés et ceux de l'inscription précédente.

N° 36.

HIC LEVITA JACET DIONYSIVS ARTIS HONESTAE
FVNCTVS ET OFFICIO QVOD MEDICINA DEDIT
. . . .
. . . .
SAEPE SALVTIS OPVS PIETATIS MVNERE IVVIT
DVM REFOVET TENVES DEXTERA LARGA VIROS
OBTVLIT AEGROTIS VENIENTIBVS OMNIA GRATIS....

Gruter, p. 1173, 3.

La teneur de cette inscription laisse deviner que ce médecin, dans son zèle charitable, ne donnait pas seulement ses soins médicaux gratuitement aux malades

(1) Saint Jérôme, *Epist. ad Oceanum de morte Fabiolæ*, lib. III, epist 10.

pauvres, elle dit plus : *obtulit omnia gratis !* il leur offrait *tout* gratis. On ne trouve absolument rien qui ressemble à cela, même de loin, dans les documents de source païenne. On peut apprécier maintenant combien le progrès des mœurs a été grand, et quelle rénovation sociale a dû avoir lieu pour arriver enfin à cette assistance médicale active et efficace qui se traduit par la création des hôpitaux et par la pratique de la médecine gratuite.

CONCLUSION.

Dans le cours de ces recherches sur l'assistance médicale, où je me suis efforcé de passer en revue tous les genres de travailleurs libres et esclaves, le lecteur a pu remarquer que je n'ai rencontré nulle part la main du gouvernement. Sous aucune forme je n'ai eu à constater l'intervention de l'Etat pour distribuer des secours aux malades nécessiteux. Il n'aurait été possible de l'apercevoir que dans les distributions publiques de certaines denrées alimentaires faites par les Empereurs au peuple roi, ou sous la république, dans certains dons en argent faits aux citoyens pauvres (1). Mais ces secours n'étaient accordés qu'à ceux qui avaient droit de cité; et ils avaient un but politique, ce qui leur enlève tout caractère de bienveillance et de philanthropie.

Cependant, malgré cette indifférence absolue des pouvoirs publics envers les malades pauvres, malgré la dureté extrême de la loi romaine qui ne s'occupait d'eux en aucune manière et qui allait jusqu'à permettre de tuer ou d'exposer les enfants que les parents ne voulaient pas ou ne pouvaient pas nourrir, malgré le

(1) Plaute, *Aulularia*, act. I, scen. ultim. :

Nam noster nostræ qui est magister curiæ,
Dividere argenti dixit nummos in viros.

mépris de tous pour l'infortune et la pauvreté, l'intérêt privé trouvait moyen, en se satisfaisant lui-même, de pourvoir à toutes les exigences qu'entraînaient les maladies chez les travailleurs, qu'ils fussent de condition libre, ou qu'ils fussent esclaves. Certaines combinaisons sociales, quelques artifices d'intérêts publics et privés, ou bien le mécanisme administratif lui-même suffisaient à obtenir ce résultat. De sorte que l'assistance médicale se trouvait en définitive exercée activement presque partout où il y avait des malades à guérir.

Cependant une condition malheureusement essentielle limitait cette assistance médicale à une seule catégorie de malades et à une seule classe de maladies. En effet, comme l'exercice de cette assistance avait pour mobile unique l'avantage et le profit que devaient en retirer ceux qui la mettaient en œuvre, elle n'était pratiquée qu'envers les malades utiles, je veux dire envers ceux qui, après leur guérison, devaient pouvoir travailler de nouveau au bénéfice des maîtres, qui les employaient. Les travailleurs seuls formaient donc la catégorie des malades assistés, tant parmi les hommes libres que parmi les esclaves. En outre, il fallait que leurs maladies fussent curables assez promptement et sans qu'il en restât de traces sérieuses pour que le travail fût le moins longtemps possible en chomage; de telle sorte que les blessures ou les maladies aiguës seules mettaient leurs victimes dans le cas d'être assistées.

Il restait par conséquent une lacune considérable dans la pratique de cette assistance médicale. Les infirmes, les incurables, tous ceux qui se trouvaient dans l'impossibilité permanente de travailler, et par conséquent aussi les vieillards indigents eux-mêmes, ainsi que les enfants exposés ne pouvaient y participer et étaient abandonnés sans secours. Je n'ai rencontré, malgré des recherches multipliées, aucun document qui m'ait permis de constater l'assistance médicale envers ces diverses classes de malheureux. Ils devenaient mendiants et vivaient, autant que cela leur était possible, de la compassion qu'ils inspiraient. Ce fait est la meilleure démonstration des motifs que j'ai assignés à la pratique de l'assistance médicale dans tout le cours de cette étude.

Il résulte en outre des faits recueillis et analysés par moi dans ces recherches, que le rôle du médecin était beaucoup plus important qu'on ne l'avait soupçonné dans cette société, qui pourtant ne lui accordait qu'une médiocre considération. Les médecins avaient beau être des étrangers, des affranchis, des esclaves, et à ce titre appartenir à des conditions viles et méprisables; leur savoir et la noblesse des services qu'ils rendaient les élevait au-dessus de leur condition et obligeait tous les citoyens si fiers de leur titre, à compter avec eux, à les admettre dans leur intimité et à leur confier avec abandon ce qu'ils avaient de plus cher. Il arrivait même que, se considérant comme impuissants à reconnaître les services qu'ils en avaient reçus, ou conservant des sentiments de gratitude affectueuse et cordiale pour leurs médecins, et ne se contentant pas de les avoir convenablement rétribués, les grands personnages de Rome sollicitaient des Empereurs et obtenaient pour eux ce titre de citoyen si ambitionné de tous ceux qui ne le possédaient pas. Pline le Jeune en rapporte un exemple remarquable, relatif à son propre médecin (1).

Dans le cours de ce travail, le lecteur n'a pas rencontré un seul médecin qui fût romain d'origine; tous sont de pays helléniques, parce que dans la Grèce seulement il y avait de véritables écoles de médecine. Pourtant il se formait aussi des élèves à Rome même et dans l'Italie, mais ils n'avaient ni le savoir, ni la réputation de ceux qui étudiaient en Grèce. D'ailleurs, le Romain n'était pas né ni élevé pour les arts (2).

Dans une autre partie de mon histoire de la profession médicale, je suivrai le médecin à la cour des Empereurs et dans les classes élevées de la société romaine. Ici je l'ai étudié dans ses fonctions les plus humbles, mais non les moins intéressantes, et j'avoue qu'en abordant cette étude, je ne m'attendais pas à le découvrir partout où je l'ai cependant rencontré. Je n'espérais pas surtout pénétrer à sa suite dans ces détails de vie intime et privée qui me paraissent jeter une lumière inattendue sur les mœurs et les habitudes de cette société dont nous connaissons beaucoup mieux les aspects extérieurs que la vie domestique et intérieure.

(1) Epistol., lib. X, epist. IV.

(2) Excudent alii spirantia mollius æra.
. . . . cælique meatus
Describent radio et surgentia sidera dicent:
Tu regere imperio populos, Romane, memento.
Virgile, *Æneid.*, lib. VI, v. 848.

FIN.

TABLE DES MATIÈRES.

Angers, imprimerie P. Lachèse, Belleuvre et Dolbeau.

www.ingramcontent.com/pod-product-compliance
Ingram Content Group UK Ltd.
Pitfield, Milton Keynes, MK11 3LW, UK
UKHW021545260726
13993UKWH00002B/648

9 782329 494609